診療で役立つ！
近視進行予防のサイエンス

編集 坪田 一男
慶應義塾大学医学部眼科学教室 教授

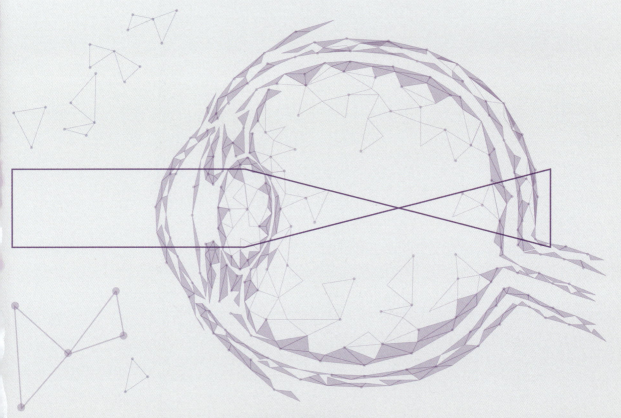

金原出版株式会社

はじめに

近視進行予防がサイエンスに！

　世界中で近視が激増している。既にアジアの多数の地区においては、高校卒業から大学在学時において80-90%が近視に罹患しているとする報告が相次いでいる。日本においても都内の中学校において既に90%を超えると報告されており、感染症の蔓延とでもいうような急激な罹患率の上昇となっている。近視は従来、成人になると止まるものと理解されていたが、近視による視覚障害は日本では第4位、中国では第2位を占めるという報告があり、成人後も眼軸長の伸長が止まらず視覚障害に至る例が増えていることが問題になっている。最近の我々の疫学研究でも、視覚障害に至る可能性の高い強度近視の割合が東京の中学校1校において10%以上にものぼることが示され、対策が急務となっている。

　以前は、近視の発症・進行の要因として、遺伝要因が大きく、それに加えて環境も影響するであろうと考えられていたが、過去60年間の急激な増加は遺伝では説明がつかず、環境要因、そして生活習慣の影響が大きいと考えられるようになってきた。近視進行の環境要因、生活習慣要因には、屋外活動の減少、近見作業の増大、塾などの教育圧力の増加、体内リズムのかく乱などなどが考えられている。

　このような状況の中、従来は近視の増大への対策は困難であったが、環境要因や生活習慣要因がわかってきたことから「進行予防」が大きく注目されるようになってきた。実際に屋外滞在時間を増やすことによる近視進行抑制のエビデンスがアジアを中心に出はじめており、シンガポールなどでは国をあげて学童の屋外活動時間を増やす指導を行っている。屋外環境がなぜ近視進行の抑制になるのかはまだ議論のあるところではあるが、屋外のほうが屋内と比べて格段に明るいという仮説や、特定の波長であるバイオレットライトが豊富に存在することが指摘され、研究が急速に進みつつある。

　また生活習慣とは別に、低濃度アトロピン点眼や、オルソケラトロジー、軸外収差メガネ、コンタクトレンズなどの新しい予防法のエビデンスが提示されつつあり、実際に近視予防への取り組みが始まってきている。いまだに日本においても欧米においても認可され確立した近視の予防法はないものの、各クリニックや個人レベルで予防医療がスタートしているのが現状だ。近視の予防については従来まで視力回復センターなどの医療以外のサービスの提供は存在したが、眼科専門医が真剣に行うレベルのものがなかったのが実情だ。ところが今、その時代が変わろうとしている。

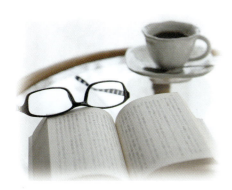

　本教科書は"近視進行予防のサイエンス"としてまさにこれから変わろうとする近視予防医療の現状を、その基礎、サイエンスから実際的なプラクティスまでカバーするように構成された本である。近視は眼軸長が物理的に伸びるこ

とからさまざまな合併症を起こしやすいことはよく知られているが、その発症メカニズムについては不明なことも多い。しかし、現実は待ってくれない。社会のニーズも高い。本教科書はこのような状況において眼科専門医が近視の予防について今知っておくべきすべてを網羅した本ということができる。ぜひ日常の診療に生かしていただければ幸いである。

COI 開示
坪田一男、根岸一乃、栗原俊英、鳥居秀成はバイオレットライトによる近視抑制関連の特許を申請している。また坪田一男、栗原俊英、鳥居秀成は大学発ベンチャーである (株)坪田ラボにおいて近視進行抑制プロジェクトにかかわっている。

慶應義塾大学医学部眼科学教室
坪田一男

編集・執筆者一覧

編集
坪田　一男　　慶應義塾大学医学部眼科学教室

執筆（ABC順，所属は執筆時）

不二門　尚　　大阪大学大学院医学系研究科感覚機能形成学教室

藤波　芳　　東京医療センター 臨床研究センター（感覚器センター）／慶應義塾大学医学部眼科学教室／UCL Institute of Ophthalmology／Moorfields Eye Hospital

藤波（横川）優　　東京医療センター 臨床研究センター（感覚器センター）／慶應義塾大学大学院 健康マネジメント研究科／よこかわクリニック

羽鳥　恵　　慶應義塾大学医学部眼科学教室

稗田　牧　　京都府立医科大学眼科学教室

平岡　孝浩　　筑波大学医学医療系眼科

石川まり子　　田園調布眼科

石子　智士　　旭川医科大学医工連携総研講座

姜　効炎　　慶應義塾大学医学部眼科学教室

神田　寛行　　大阪大学大学院医学系研究科感覚機能形成学教室

川崎　良　　大阪大学大学院医学系研究科視覚情報制御学（トプコン）寄附講座

木下　茂　　京都府立医科大学眼科学教室

栗原　俊英　　慶應義塾大学医学部眼科学教室 光生物学研究室

劉　霄　　東京医療センター 臨床研究センター（感覚器センター）／慶應義塾大学医学部眼科学教室／Army Medical University

森　紀和子　　慶應義塾大学医学部眼科学教室

永原　幸　　国立国際医療研究センター眼科

二宮さゆり　　伊丹中央眼科

孫　ユリ　　慶應義塾大学医学部眼科学教室

洲崎　朝樹　　株式会社メニコン 臨床研究部／大阪大学大学院医学系研究科感覚機能形成学教室

鳥居　秀成　　慶應義塾大学医学部眼科学教室

山村　陽　　バプテスト眼科クリニック

楊　麗珠　　東京医療センター 臨床研究センター（感覚器センター）／慶應義塾大学医学部眼科学教室／Peking Union Medical College Hospital

四倉絵里沙　　慶應義塾大学医学部眼科学教室

目　次

はじめに：近視進行予防がサイエンスに！ ・・・ i
編集・執筆者一覧 ・・・ iii

第 1 章
近視進行予防のベーシックサイエンス

1. 近視の疫学
　　1）国内の研究を中心に ・・・ 1
　　2）世　界 ・・・ 9
2. 屋外環境光による近視の抑制の流れ
　　1）疫学研究 ・・ 17
　　2）介入研究 ・・ 27
3. Violet 光のサイエンス ・・ 37

第 2 章
近視進行予防の実際

1. 低濃度アトロピン点眼による近視進行抑制 ・・・・・・・・・・・・・・・・・・・・・・・・・・・・・ 51
2. オルソケラトロジーによる近視進行抑制 ・・・・・・・・・・・・・・・・・・・・・・・・・・・・・・・・・ 58
3. 軸外収差低減眼鏡による近視抑制の理論と実際 ・・・・・・・・・・・・・・・・・・・・・・・ 67
4. 多焦点眼鏡の理論と近視抑制 ・・・ 75
5. 軸外収差低減 CL、多焦点 CL による近視抑制 ・・・・・・・・・・・・・・・・・・・・・・・・ 86
6. LASIK は近視進行を抑制するのか？ ・・・・・・・・・・・・・・・・・・・・・・・・・・・・・・・・・・・ 95

第3章
外来で役立つ近視の知識

1. 近視に関する遺伝子 ･･ 107
2. 近視発生、進行の基礎概念 ･････････････････････････････････ 115
3. 病的近視の検査、診断、分類、予防と治療 ･･････････････････ 121
4. 近視のマウスモデル研究とこれまでの動物モデル研究 ･･････ 133
5. 近視とサーカディアンリズム ･･･････････････････････････････ 141
6. 外来での近視進行抑制指導のポイントと実際 ･･････････････ 149
7. これからの近視抑制研究の方向性 ･･････････････････････････ 158
8. 近視外来の進め方 ･･･ 161

付録　近視の定義・診断基準 ･･･････････････････････････････････ 171

おわりに：近視進行予防は時代のニーズ ･･･････････････････････ 173

索引 ･･ 174

第1章

近視進行予防のベーシックサイエンス

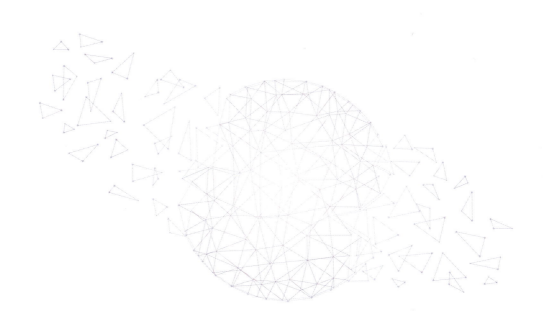

近視進行予防のベーシックサイエンス

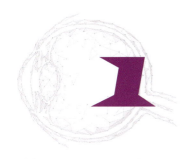

近視の疫学
1）国内の研究を中心に

大阪大学大学院医学系研究科視覚情報制御学（トプコン）寄附講座
川崎　良 Ryo Kawasaki

重要なポイント

☑ 日本は世界のなかでも近視の有病率が高く、今後も増加すると予想されている。

☑ 学童の近視は年齢とともに増加傾向を示し、また、近年特に中学生、高校生の年代で増加が示唆されている。

☑ 多治見スタディによれば、若い年代で近視が多く、高齢者では遠視の有病割合が高く、強度近視は女性に多かった。

☑ 久山町スタディによれば−6D以下の等価球面度数、眼軸長26 mm以上のカテゴリーから徐々に近視性黄斑症が増加し（有病割合5％）、−8D以下、眼軸長27 mm以上になるとさらに増加していた（有病割合20％以上）。

☑ わが国の近視性黄斑症の自然予後を報告した研究から国際重症度分類が提唱され利用が広がっている。

はじめに

　近年、世界中で近視が増加傾向にあり、今後も増加すると予想されている[1]。そのなかでも日本を含む東アジアではかねてから近視の有病率が高く、既に人口の半数を超え、今後も10年あたり5％程度ずつ増加するとの予想がされている（図1）。このように世界のなかでも近視の多い国であるわが国の近視、強度近視の記述疫学について概説する。

I. 小児期の近視有病率

　わが国の小児、学童期の近視の疫学研究は限られている。Matsumuraら[2]は、奈良県内の幼稚園、小学校から高等学校までの児童・生徒から抽出された対象について、オートレフラクトメータによる屈折測定を行い、近視の有病率について1984年と1996年に行った疫学調査の結果を報告した（図2）。この報告によれば、年齢が上がるとともに近視の有病率が上

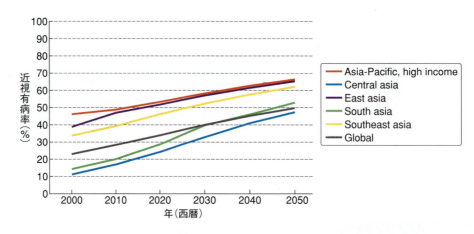

図1 アジア地域の近視有病率の推移予測（文献1をもとに作成）

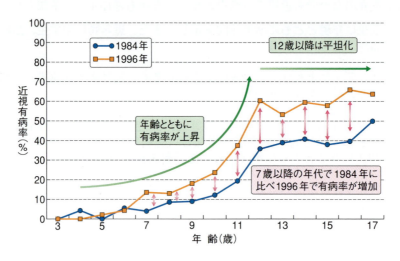

図2 奈良県内の学童期の近視有病率（文献2をもとに作成）

近視はオートレフラクトメータで≦−0.50Dと定義
1984年と1996年の学童期の近視の有病率の時代比較

昇し、12歳以降は平坦化していることが挙げられる。それに加えて、1984年に比べ1996年では7歳以降で特に近視の有病率が高くなっていた。この約10年で7歳以降の年齢で10〜20％近視の有病率が増加し、同じ近視の有病率に達する年齢が約2歳若年化していることが見て取れる。

鳥居ら[3]は東京都内の1公立小学校における近視有病率を、四倉ら[4]は1私立中学校における近視有病率を調査し2018年の日本臨床眼科学会で報告している。鳥居らの報告によれば、小学生では689例（全校児童の95％）を調査し、近視有病率〔等価球面度数（SE）≦−0.50D〕は76.5％で、各学年の有病率は1年生から6年生にかけて順に63.1、71.9、78.6、79.5、85.3、83.0％と増加していた。全体の屈折値の平均は−1.73±1.98D、眼軸長は23.41±

近視進行予防のベーシックサイエンス

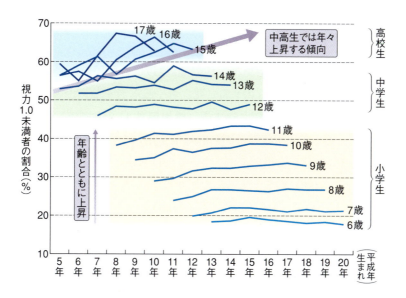

図3 出生年と年齢別の「視力1.0未満者」の割合（文献6をもとに作成）

1.03 mm で、眼軸長が 26.0 mm 以上の割合は 1.2％だった。男子で有意に眼軸長が長かった（男子 23.63±1.01、女子 23.21±1.01、$P<0.001$）。四倉らの報告によれば中学生全体の近視有病率（$SE≦-0.50D$）は 95.3％で、1 年生から 3 年生にかけて 94.6％、95.9％、95.5％とすべての学年で 90％を超えていた。全体の屈折値の平均は $-3.09±2.26D$ で強度近視有病率（$SE≦-6.00D$）は 11.3％であった。眼軸長は 24.73±1.29 mm で、眼軸長が 26.0 mm 以上の割合は 15.2％だった。

これらの研究から、研究方法の差異があるため直接比較はできないが、Matsumura らの研究から鳥居ら、四倉らの報告までの 20 年間で学童期の近視有病率はさらに上がっている可能性が示唆される。

川崎[5]は 2017 年の日本近視学会総会において、文部科学省学校保健統計調査報告書[6]の学校健診の結果から「裸眼視力 1.0 未満のもの」の割合を出生年に従って集計した結果を報告した（図3）。年齢とともに視力 1.0 未満の割合が増えるととともに、特に、中学生、高校生で視力 1.0 未満の割合が増えている傾向が見て取れる。ここで、裸眼視力 1.0 未満の原因となるのは近視だけではないが、所[7]によりその大部分が近視であることが報告されている。すなわち、視力低下の原因としての屈折異常の内訳では、「近視および近視性乱視」の割合が小学生で約 46％、中学生で約 73％、高校生で約 91％であったという。このことから、中学生以降で顕著になる視力 1.0 未満の割合の増加の背景に近視の増加があることが示唆される。

II. 成人の近視有病率

多治見スタディ[8]は2000年に多治見市在住の40歳以上の住民から無作為に抽出された研究対象者4000人を対象とし、うち3,021名（死亡者や転居者を除いたのちの参加率78.1％）が参加した。研究参加者の平均年齢は58.4歳（標準偏差11.8歳）で、55.8％が女性であった。これらの参加者に対して屈折状態は調節麻痺剤を用いない状態でオートレフラクトメータ（KR-8100PA、トプコン社）を用いて測定し−0.50D未満、−0.75D未満、−1.00D未満、そして−5.00D未満、−6.00D未満それぞれの屈折度数の割合を詳細に報告している。平均等価球面度数は右眼で−0.90D（95％信頼区間 −1.00Dから−0.80D）、左眼で−0.82D（95％信頼区間 −0.92Dから−0.72D）と報告されている。報告されている等価球面屈折度数で分類した場合の割合をもとにその分布を図4（男性）、図5（女性）に示す。男女で屈折状態を比較すると、男性70歳以上の高齢者層では強度近視がほとんどいないことが見て取れる。また、女性では特に高齢者層において正視が男性より少ない傾向があり、その分近視と遠視それぞれが男性より多いことが示唆される。

久山町スタディ[9]は40歳以上の久山町住民を対象に行われているコホート研究で、2005年に行われた調査結果から屈折状態についての報告がある。研究参加者1,892名のうち、59％が女性で、平均年齢は男性64歳、女性63歳（ともに標準偏差11歳）であった。参加者に対して調節麻痺剤を用いない状態でオートレフラクトメータ（AR-660、ニデック社）を用いて屈折状態を測定し、平均等価球面度数は男性の右眼−0.63D（標準偏差2.4）、左眼−0.45D（−2.5）、女性の右眼−0.50D（2.4）、左眼−0.45D（2.5）であったと報告されている。また、眼軸長を測定しており（IOLMaster、カールツァイス社）、男性では両眼とも23.8 mm（標準偏差1.3）、女性では23.4 mm（1.4）であったという。眼単位での屈折異常の有病率は、等価球面度数−0.50D未満が37.7％、−5D未満が5.7％と報告されている。

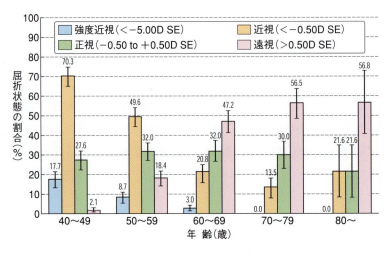

図4　多治見スタディ：年齢別にみた屈折状態の割合（男性）

近視進行予防のベーシックサイエンス 1

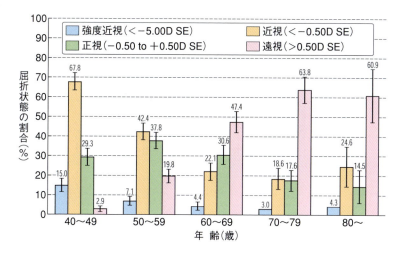

図5 多治見スタディ：年齢別にみた屈折状態の割合（女性）

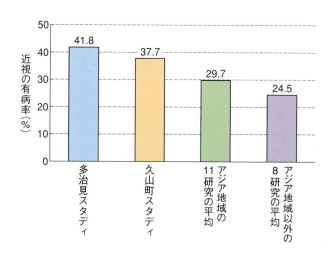

図6 一般成人住民対象の疫学研究における近視の有病率

　多治見スタディ、久山町スタディと海外の疫学研究の近視（−0.50D以下もしくは未満）（図6）および強度近視（−6D以下もしくは未満）（図7）の有病率の比較を示す。わが国のふたつの研究はアジア地域、アジア地域以外の研究[10)11)]と比べても有病率が高い可能性がある。

　さらに、近視性黄斑症として、びまん性脈絡網膜萎縮、ラッカークラック（lacquer cracks）、局所性脈絡網膜萎縮、黄斑萎縮の有病率を報告しており、全体では1.7％、病変別（重複あり）にみるとびまん性脈絡網膜萎縮（1.7％）、ラッカークラック（0.2％）、局所性脈絡網膜萎縮（0.4％）、黄斑萎縮（0.4％）となっていた。近視性黄斑症は男性の1.2％に対して女性で2.2％と女性に多く、多変量解析で調整を行うと、女性で3.29倍高かった。報告をもとに等価球面度数、眼軸長のカテゴリー別にみた近視性黄斑症の有病割合を図8に示す。

1. 近視の疫学　5

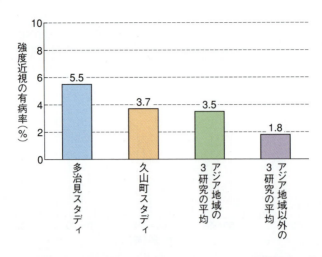

図7　一般成人住民対象の疫学研究における強度近視の有病率

−6D以下もしくは−6D未満と定義

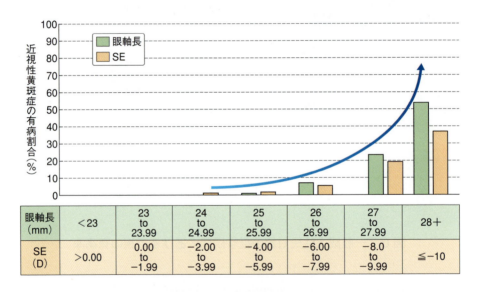

図8　久山町スタディにおける眼軸長、等価球面度数（spherical equivalent：SE）と近視性黄斑症有病率の関係

　等価球面度数では−6D以下、眼軸長では26mm以上で近視性黄斑症の有病率が上昇しはじめ、その後の−8D以下、眼軸長27mm以上のカテゴリーでさらに有病割合が高くなっていることが見て取れる。このように急峻に近視性黄斑症の有病率が上昇する屈折や眼軸長の閾値を探索することで、近視性黄斑症や脈絡膜新生血管のハイリスク群を明確にすることが可能となれば，予防や早期発見の対象集団となる可能性もある。

III. 近視性黄斑症の自然経過と近視性脈絡膜新生血管の予後

Hayashiら[12]は、東京医科歯科大学病院の4,259例の強度近視症例（-8Dもしくは眼軸長26.5以上）で5年から32年（平均12.7年）の自然経過を追えた症例集団をもとに、近視性黄斑症の自然経過を報告している。観察開始時に紋理眼底のみであった276眼中、10.1％はびまん性脈絡網膜萎縮を、2.9％はラッカークラックを、そして0.4％が脈絡膜新生血管を発症した。発症には後部ぶどう腫（特にCurtinのⅡ型）を有していることが関連している可能性を報告している。さらに、観察開始時にラッカークラックを有する75眼中、限局性脈絡網膜萎縮、脈絡膜新生血管、ラッカークラックの増加がそれぞれ42.7％、13.3％、13.3％認められ、進行した症例では後部ぶどう腫を有していたという。また、限局性脈絡網膜萎縮から脈絡膜新生血管の発症は2.7％に、脈絡膜新生血管から黄斑萎縮は90.1％に認められたと報告されている。Yoshidaら[13]は近視性脈絡膜新生血管の10年間の追跡調査から、発症時には視力0.1未満が70.4％であったのに対し、5年後、10年後には0.1未満の視力となった者がそれぞれ88.9％、96.3％と増加し、その原因として、退縮した近視性脈絡膜新生血管周囲の脈絡網膜萎縮、いわゆる黄斑萎縮が96.3％にみられたことを挙げている。

これらの自然経過、予後の情報をもとに、近視性黄斑症の病変定義と進行様式が国際重症度分類[14]として提唱されている（図9）。この重症度分類では黄斑萎縮に至るリスクの程度をもとにカテゴリーを定め、さらに黄斑萎縮やそれ以前の病変の発症リスクを高めるラッカークラック、脈絡膜新生血管、Fuchs斑をプラス病変として付記し、また、後部ぶどう腫

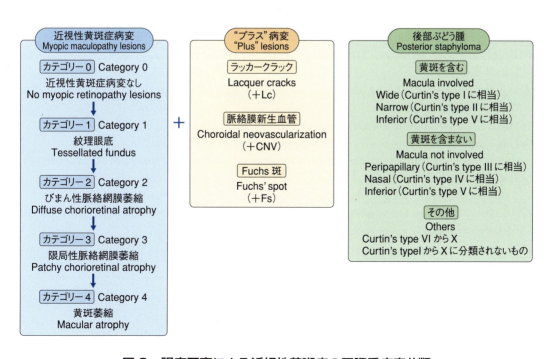

図9　眼底写真による近視性黄斑症の国際重症度分類

についても大きく黄斑を含むか否か、そしてその範囲と位置で付記する形となっている。

おわりに

　わが国の近視、強度近視の記述疫学について概説した。現在でも若い世代を中心に近視が増加している可能性が示唆され、疫学研究の蓄積によって正確にその有病率や発症率の変化を理解することは、危険因子を理解し、予防や介入を考えるうえで重要であると考える。過去の近視領域の疫学研究では、近視の定義や近視性黄斑症の定義などにばらつきがあり、研究間での比較が難しかった。最近では基準や重症度分類の統一も進み、今後さらに疫学研究の蓄積とその比較から新たな知見が得られる可能性に期待したい。

文献

1) Holden BA et al: Global Prevalence of Myopia and High Myopia and Temporal Trends from 2000 through 2050. Ophthalmology 123: 1036-42, 2016

2) Matsumura H, Hirai H: Prevalence of Myopia and Refractive Changes in Students from 3 to 17 Years of Age. Surv Ophthalmol 44 Suppl 1: S109-15, 1999

3) 鳥居秀成ほか：東京都内の1公立小学校における近視有病率．第72回日本臨床眼科学会，東京，2018

4) 四倉絵里沙ほか：東京都内の1私立中学校における近視有病率．第72回日本臨床眼科学会，東京，2018

5) 川崎 良：シンポジウム「近視の展望」 近視及び強度近視の疫学と疾病負担．第1回日本近視学会総会，東京，2017

6) 文部科学省学校保健統計調査報告書 www.e-stat.go.jp/SG1/estat/NewList.do?tid＝000001011648（最終アクセス2018年11月20日）

7) 所 敬：第I章 総論 3. 屈折度の推移．所 敬ほか（編）：近視 基礎と臨床．8-15，金原出版，東京，2012

8) Sawada A et al; Tajimi Study Group: Refractive Errors in an Elderly Japanese Population: the Tajimi Study. Ophthalmology 115: 363-70.e3, 2008

9) Asakuma T et al: Prevalence and risk factors for myopic retinopathy in a Japanese population: the Hisayama Study. Ophthalmology 119: 1760-5, 2012

10) Morgan I, Rose K: How genetic is school myopia? Prog Retin Eye Res 24: 1-38, 2005

11) Pan CW et al: Worldwide prevalence and risk factors for myopia. Ophthalmic Physiol Opt 32: 3-16, 2012

12) Hayashi K et al: Long-term pattern of progression of myopic maculopathy: a natural history study. Ophthalmology 117: 1595-611, 2010

13) Yoshida T et al: Myopic choroidal neovascularization: A 10-year follow-up. Ophthalmology 110: 1297-305, 2003

14) Ohno-Matsui K et al; Meta-analysis for Pathologic Myopia（META-PM）Study Group: International photographic classification and grading system for myopic maculopathy. Am J Ophthalmol 159: 877-83, 2015

近視進行予防のベーシックサイエンス

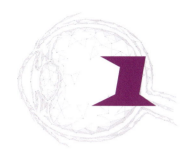

近視の疫学

2）世界

旭川医科大学医工連携総研講座
石子　智士 Satoshi Ishiko

重要なポイント

 近視は東南アジア諸国で爆発的に増加している。

 近視の有病率は地域によって差があるが、世界中で増加傾向にあり2050年までに世界人口のおよそ半数が近視になるとみられている。

 近視の発症・進行には、人種などの遺伝的な背景よりも、生活環境が重要

 強度近視の増加は、近視全体の増加を上回っており、今後、近視性による視力障害の増大が危惧されている。

 近視の発症・進行への対策は、小学校入学前から行う必要がある。

はじめに

　世界的に、近視の有病率は増加傾向にあると考えられている[1,2]。とりわけ、東アジアの先進国における近視の爆発的な増加は著しく、最近の中国や韓国の若い世代では90％が近視である。これらの近視の流行は2015年のNature誌に「The Myopia Boom」として取り上げられた[3]。しかし、地域差はあるものの、世界中で近視が増加傾向にあり、これまで行われてきた疫学調査によると、2000年には、世界人口の約4～5人にひとりの14億人が近視であったのに対し、2020年には約3人にひとりの26億人、2050年には世界人口のおよそ半分の48億人が近視になると推測されている[2]。近視の発症、進行には遺伝と環境の両方が関与しているといわれているが、このような短期間の爆発的な有病率の上昇は、遺伝的な影響では説明できない[4,5]。

　屈折異常のみの眼では、眼鏡やコンタクトレンズにより屈折を矯正することで良好な視力を得ることができる。そのため、屈折矯正が可能な地域では、近視は視覚障害をもたらす疾患として重要視されてこなかった。しかし、このような屈折矯正ができない地域においては、近視は視覚障害をもたらす重要な疾患である。世界中の視覚障害の原因を検討した報告では、2010年では、中等度から重度の視覚障害1億9100万人の76％、失明者3240万人の

1. 近視の疫学　9

65%が、予防できるあるいは治療できる原因であり、屈折異常の十分な矯正が行われていないための視覚障害の頻度は、中等度から重度の視覚障害の53%、失明状態の21%を占めると推定されている[6]。したがって近視は、世界的にみると、避けることのできる失明原因として重要である。一方、強度近視は病的近視との関連があり、近視の程度が強度になると、近視性黄斑変性や網膜剥離、緑内障等による不可逆的な視覚障害や失明の危険性を増大させることが知られている[7] [8]。したがって、近視人口が増加し、強度近視も増えることが推定されていることから、病的近視による視覚障害者の増加が危惧されている。したがって、近視の予防、とりわけ強度近視の予防は、失明予防の観点から国際的にも重要で解決すべき優先事項である。

ここでは、近視および強度近視に関して、世界的な分布を有病率と増加率の観点から、そして、若年者の近視という観点から、疫学研究をまとめてみたい。

I. 近視の世界的分布

近視の有病率が高いと報告されている国々は、東アジアと東南アジアを含めた東アジア諸国に散在する。東アジア諸国の人々は、同じ年代の白人と比べると近視の有病率は2倍以上とする報告もある[9]。その多くの国では中国系の人口が多いが、中国系が少ない韓国[10]や日本[11]でも近視の有病率は高く、インド系やマレー系のいるシンガポールでも高い[12]。しかし、アジアの他の多くの国では近視は高頻度にはみられない。また、同じ中国系でも、シンガポールや香港の住民は、中国本土の住民よりも近視の有病率が高い[13]～[15]。したがって、民族的・遺伝的な差というよりも極めて限局した地域・環境の問題である。

東アジアにおいては、中国、香港、台湾、日本、韓国などでは近視の有病率が高いが[16]、モンゴルでは低い[17]。東南アジアにおいては、経済発展をして教育水準が高いシンガポールだけが近視の有病率が高いことが知られており、他のカンボジア、ラオスなどでは低いことが知られている[16] [18] [19]。したがって東アジア諸国において近視が高頻度にみられる国は、先進国に限局しているといえる。

Holdenらは、近視の有病率に関する145の疫学研究のメタ解析から、近視を−0.50D以下、強度近視を−5.00D以下と定義し、世界を21の地域に分けて、2000年と2010年における有病率を求めている[2]。2010年の地域ごとの有病率をみると、東アジア諸国と、北アメリカの高収入の国で近視の有病率が高いことが見て取れる（図1）。さらに、2000年の14億6百万人（22.9%）から、2010年までに19億5千万人（28.3%）に増加したことから、それらの傾向と年齢分布の変化を考慮して10年ごとに2050年までの近視の有病率を推定し、2050年までには2000年の2倍の有病率、全人口のおよそ半数である約48億人まで増加するとしている（図2）。その傾向を見ると、すべての地域において、近視人口は増加傾向にある（図3）。アジア―太平洋地域の高所得の国々では、他の地域に比べ明らかに近視の有病率が高いところから始まっており、2050年までに東アジア諸国と北アメリカの高所得の

近視進行予防のベーシックサイエンス

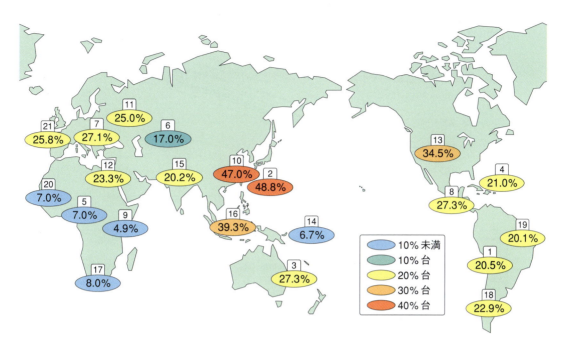

図1 2010年における地域ごとの近視有病率（文献2をもとに作図）

番号で示す地域は以下のとおり。
＊1：Andean Latin America、＊2：Asia-Pacific, high income、＊3：Australasia、＊4：Caribbean、＊5：Central Africa、＊6：Central Asia、＊7：Central Europe、＊8：Central Latin America、＊9：East Africa、＊10：East Asia、＊11：Eastern Europe、＊12：North Africa and Middle East、＊13：North America, high income、＊14：Oceania、＊15：South Asia、＊16：South-East Asia、＊17：Southern Africa、＊18：Southern Latin America、＊19：Tropical Latin America、＊20：West Africa、＊21：Western Europe
なお、有病率10％未満、10％台、20％台、30％台、40％台で色分けした。

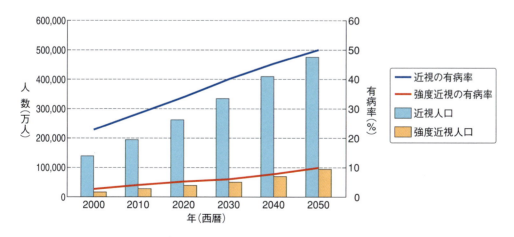

図2 2000年から2050年における近視ならびに強度近視の推定人口と推定有病率

1．近視の疫学　11

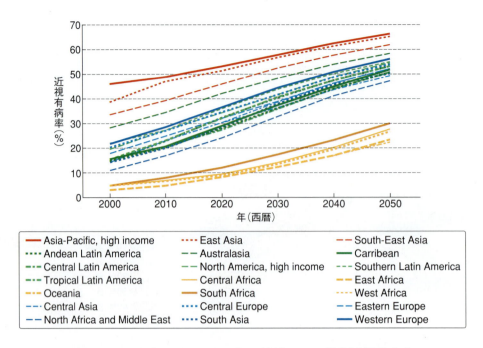

図3 2000年から2050年の地域ごとの推定近視有病率
近接する地域をまとめ、同系色に色分けした。

国とでは、いわゆる天井効果によってその差は縮まっていく。2050年までに、21地域のうち12地域が有病率50％を超え、有病率がひと桁であったアフリカ、オセアニアの国々でも、現在のヨーロッパに匹敵する有病率を示すことになると推測されている（図4）。

　一方、強度近視の有病率は、2000年には1億6300万人（2.7％）に対し、2050年までにはおよそ5倍の9億3800万人（9.8％）になると推測されている（図2）。通常の近視の増加に比べ、強度近視の増加の割合は大きく、強度近視眼に移行する近視眼の割合も増加していることを意味する。地域的な分布を調べてみると、やはり東アジアの高所得の国々の有病率が高く、北アメリカの高所得の国がそれに続く（図5A, B）。近視の程度が増大するにしたがい、近視性黄斑変性や緑内障・網膜剝離などの危険性が生じる。Frickeらによる近視性黄斑変性による視力障害と失明に関するメタ解析によれば、それぞれ、2000年には420万人（世界人口の0.07％）、130万人（0.02％）であったのが、2050年までには5570万人（0.57％）、1850万人（0.19％）まで増加すると推定されている（図6）[20]。したがって、強度近視の増加は、近視による視覚障害者が増加することを意味するので、早急な対策が求められている。

II. 若年者の近視

　東アジア諸国の先進国において17歳から18歳の学校卒業生の近視の有病率は80％から

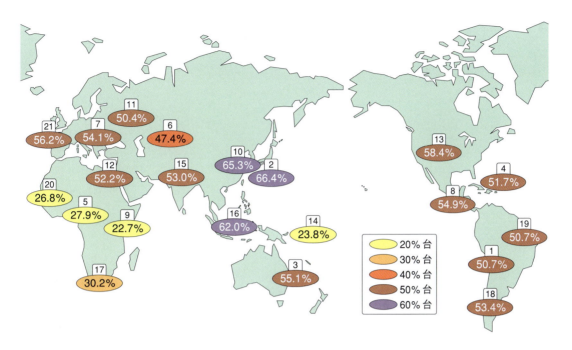

図4 2050年における地域ごとの推定近視有病率（文献2をもとに作図）

番号で示す地域は、図1と同じ。
なお、推定有病率20％台、30％台、40％台、50％台、60％台で色分けした。

90％であり、多くの西側先進国における20％から40％とは対照的である[16)21)22)]。一方、他の地域の、教育システムが未熟な発展途上国では若年者の近視の有病率は5％から10％未満である。

さらに、小児の近視有病率に関する疫学研究のメタ解析から、人種別に年齢ごとの有病率を算出した報告をみると[23)]、5歳では、白人の1.6％に比べ南アジア人では6.7％と有病率が高い傾向があったが、アメリカ・アラスカの先住民では11.3％と高い有病率を示した。しかし、年齢を重ねるにつれ東アジア人種の有病率が大きく上昇し、10歳にはその割合を逆転し、15歳には、先住民でおよそ30％だったのに対し、東アジア人種ではおよそ70％と大きく引き離している（図7）。したがって、東アジアでは、近視の進行速度が早いことが推測される。

若年者の近視と強度近視の有病率は中高年に比べはるかに高いことが報告されている[2)]。近視発症年齢が下がるにつれ、近視進行が停止するまでの時間が増えることになり、近視が進行する期間が延長する。実際、近視の発症が早いほど、最終的な近視度数は高くなることが報告されている[24)]。平均的な近視進行は15歳までに生じ、その後も進行するが限定的であるという報告や[25)]、12歳以降に生じた近視では強度近視への進行は少なく発症の年齢が延びるほどその危険性は低くなるという報告がある[1)]。したがって、近視発症・進行への対策は、小学生あるいは小学校入学以前から開始する必要があると思われる。

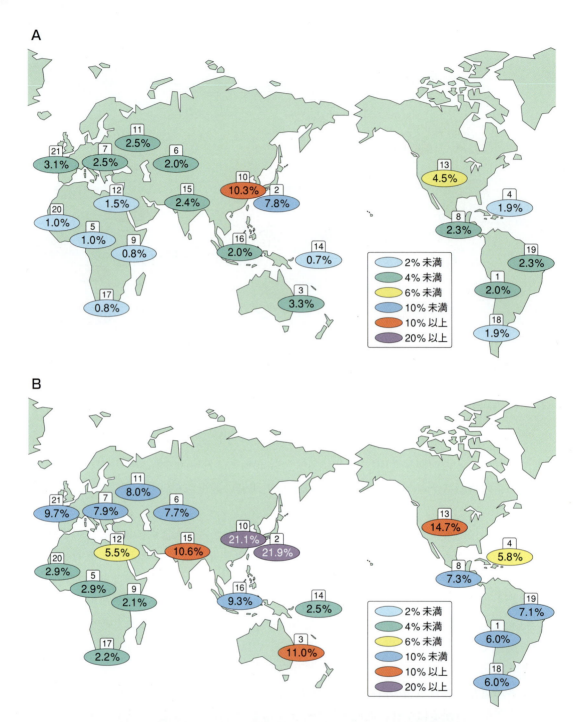

図5 地域ごとの強度近視に関する2010年（A）の有病率と2050年（B）における推定有病率（文献2をもとに作図）

番号で示す地域は、図1と同じ。
なお、推定有病率2%未満、4%未満、6%未満、10%未満、10%以上、20%以上で色分けした。

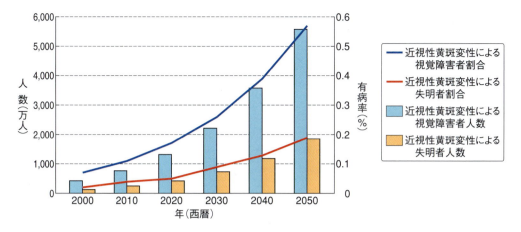

図6　2000年から2050年における近視性黄斑変性による視覚障害者と失明者の推定割合

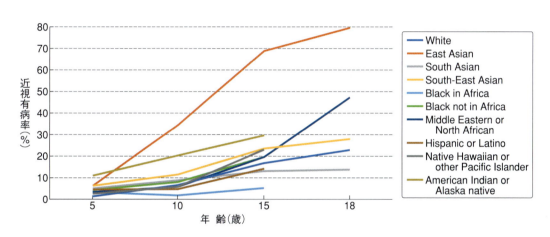

図7　人種による年齢ごとの推定近視有病率

III. まとめ

　近視ならびに強度近視は、現在のところ東アジア諸国で高頻度であるが、世界中でその有病率の上昇が認められており、2050年までには世界人口の半数が近視になると推定されている。発症年齢の低年齢化と、若年者では進行速度が速いことが、強度近視の増加の割合が近視全体の増加よりも大きい原因となっていると思われる。強度近視に伴う、近視性黄斑変性や網膜剝離、緑内障といった疾病のリスク回避のためにも、近視の発症・進行に対するより早期からの対策が必要であると思われる。

文献

1) Morgan IG et al: The epidemics of myopia: Aetiology and prevention. Prog Ret Eye Res 62: 134-49, 2018

2) Holden BA et al: Global prevalence of myopia and high myopia and temporal trends from 2000 through 2050. Ophthalmology 123: 1036-42, 2016

3) Dolgin E: The myopia boom. Nature 519: 276-8, 2015

4) Hysi PG et al: Genome-wide association studies of refractive error and myopia, lessons learned, and implications for the future. Invest Ophthalmol Vis Sci 55: 3344-51, 2014

5) Lim LT et al: Impact of parental history of myopia on the development of myopia in mainland China school-aged children. Ophthalmol Eye Dis 6: 31-5, 2014

6) Bourne RRA et al: Causes of vision loss worldwide, 1990-2010: a systematic analysis. Lancet Glob Health 1: e339-49, 2013

7) Spaide RF et al (eds) : Pathologic Myopia. Springer, New York, 2014

8) Wong TY et al: Epidemiology and disease burden of pathologic myopia and myopic choroidal neovascularization: an evidence-based systematic review. Am J Ophthalmol 157: 9-25, 2014

9) Pan CW et al: The age-specific prevalence of myopia in Asia: a meta-analysis. Optom Vis Sci 92: 258-66, 2015

10) Kim EC et al: Prevalence and risk factors for refractive errors: Korean National Health and Nutrition Examination Survey 2008-2011. PLoS One 8: e80361, 2013

11) Sawada A et al: Refractive errors in an elderly Japanese population: the Tajimi study. Ophthalmology 115: 363-70.e3, 2008

12) Koh V et al: Differences in prevalence of refractive errors in young Asian males in Singapore between 1996-1997 and 2009-2010. Ophthalmic Epidemiol 21: 247-55, 2014

13) Wong TY et al: Prevalence and risk factors for refractive errors in adult Chinese in Singapore. Invest Ophthalmol Vis Sci 41: 2486-94, 2000

14) Van Newkirk MR: The Hong Kong vision study: a pilot assessment of visual impairment in adults. Trans Am Ophthalmol Soc 95: 715-49, 1997

15) Xu L et al: Refractive error in urban and rural adult Chinese in Beijing. Ophthalmology 112: 1676-83, 2005

16) Morgan IG et al: Myopia. Lancet 379: 1739-48, 2012

17) Wickremasinghe S et al: Ocular biometry and refraction in Mongolian adults. Invest Ophthalmol Vis Sci 45: 776-83, 2004

18) Casson RJ et al: Exceptionally low prevalence of refractive error and visual impairment in schoolchildren from Lao People's Democratic Republic. Ophthalmology 119: 2021-7, 2012

19) Gao Z et al: Refractive error in school children in an urban and rural setting in Cambodia. Ophthalmic Epidemiol 19: 16-22, 2012

20) Fricke TR et al: Global prevalence of visual impairment associated with myopic macular degeneration and temporal trends from 2000 through 2050: systemic review, meta-analysis and modelling. Br J Ophthalmol 102: 855-62, 2018

21) Williams KM et al: Prevalence of refractive error in Europe: the European Eye Epidemiology (E³) Consortium. Eur J Epidemiol 30: 305-15, 2015

22) Vitale S et al: Prevalence of refractive error in the United States, 1999-2004. Arch Ophthalmol 127: 1632-9, 2008

23) Rudnicka AR et al: Global variations and time trends in the prevalence of childhood myopia, a systematic review and quantitative meta-analysis: implications for aetiology and early prevention. Br J Ophthalmol 100: 882-90, 2016

24) Chua SY et al: Age of onset myopia predicts risk of high myopia in later childhood in myopic Singapore children. Ophthalmic Physiol Opt 36: 388-94, 2016

25) Sankaridurg PR et al: Practical applications to modify and control the development of ametropia. Eye 28: 134-41, 2014

近視進行予防のベーシックサイエンス 1

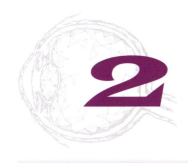

屋外環境光による近視の抑制の流れ
1）疫学研究

慶應義塾大学医学部眼科学教室
四倉絵里沙 Erisa Yotsukura

重要なポイント

 1日2時間以上の屋外活動時間が近視を抑制する。

 屋外活動時間が長いと近視発症率、有病率が有意に低くなる。

 特に幼少期の屋外活動時間が長いと、近視発症の抑制効果はより大きくなる。

I. 近視と屋外活動に着目した疫学研究

　本稿では、近視に関する疫学研究のなかでも、屋外活動に焦点を当てた疫学研究を紹介する。今日、屋外活動時間は近視を抑制する因子としてコンセンサスを得られているが、それを裏づけた代表的な疫学研究を、近視有病率をアウトカムとした横断研究、近視発症をアウトカムとしたコホート研究、近視進行に着眼した縦断研究の3つに分け提示する。
　横断研究とは、疾患の有病率や介入の効果などを、ある一時点において測定し検討を行う研究である。対して縦断研究とは、曝露の有無などを調査し、長期間にわたる追跡データを検討する研究を指し、過去に遡ってデータをとる後ろ向き研究（症例対照研究）と、ある時点から将来にわたりデータを集める前向き研究（コホート研究、ランダム化比較試験）に分けられる。そのうちコホート研究とは、現時点（または過去のある時点）で、研究対象とする疾患に罹患していない人を集め、長期間観察し追跡を続けることで、ある要因の有無が、疾患の発生または予防に関係しているかを調査する研究である。

II. 横断研究

　まず、近視有病率をアウトカムとした横断研究を、対象年齢が低いものから紹介する（表1）。

表 1　近視有病率をアウトカムとした横断研究

著者 雑誌名 報告年	研究を行った国	n	対象年齢	近視の定義	屋外活動の評価	屋外活動の指標	得られた知見
Low et al Br J Ophthalmol 2010	シンガポール	3,009	6〜72カ月	≦−0.50D	1週間の屋外活動時間 1日の屋外活動時間	質問票	年齢、性別、身長、両親の近視、家庭の経済状況、近業時間を調整したところ、屋外活動時間と未就学児の近視に有意な関連性を認めなかった。
Chua et al Invest Ophthalmol Vis Sci 2015	シンガポール	572	3歳	≦−0.50D	1週間の屋外活動時間（2歳時）	質問票	屋外活動時間と近視に有意な関連性を認めなかった。
Guo et al Ophthalmology 2013	中国	681	平均年齢7.7歳	≦−1.00D	1週間の屋外活動時間	質問票	年齢と両親の近視を調整したところ、屋外活動時間が長いと近視有病率は有意に低かった（オッズ比=0.32）。
Zhou et al PLoS ONE 2015	中国	1,902	平均年齢9.8歳	≦−0.50D	1週間の屋外活動時間	質問票	近視群と非近視群の屋外活動時間を比較すると、それぞれ14.0時間／週と14.7時間／週で、非近視群のほうが有意（$P=0.001$）に長かった。年齢、性別、the Children's Sleep Habits Questionnaire score、睡眠時間、近業時間を調整したところ、屋外活動時間が長いと近視有病率が有意に低かった（オッズ比=0.97）。
Guo et al Invest Ophthalmol Vis Sci 2015	中国	1,565	平均年齢11.9歳	≦−0.50D	1日の屋外活動時間（放課後）	質問票	放課後の屋外活動時間が長いと近視有病率は有意に低かった（オッズ比=0.80）。
Rose et al Ophthalmology 2008	オーストラリア	1,765 2,367	平均年齢6.7歳 平均年齢12.7歳	≦−0.50D	1日の屋外活動時間	質問票	屋外活動時間が長い（1日2.8時間以上）と近視有病率は有意に低かった。
Lu et al Arch Ophthalmol 2009	中国	998	平均年齢14.6歳	≦−0.50D	1週間の屋外活動時間	質問票	屋外活動と近視有病率に有意な関連性を認めなかった。
Dirani et al Br J Ophthalmol 2009	シンガポール	1,249	平均年齢13.7歳	≦−0.50D	1日の屋外活動時間	質問票	年齢、性別、人種、1週間の読書時間、身長、両親の近視の有無を調整した結果、屋外活動時間と眼軸長、屈折値とに有意な負の相関があった。
Lee et al Opthalmic Epidemiology 2015	台湾	5,048	18〜24歳	≦−0.50D	1日の屋外活動時間	質問票	年齢、両親の近視、学歴、読書距離、読書時間、パソコン使用時間、テレビ視聴時間、居住地域を調整したところ、屋外活動時間が短いと近視有病率が有意に高くなった（オッズ比=0.94）。
Pan et al Invest Ophthalmol Vis Sci 2015	中国	4,413	50歳以上	≦−0.50D	子供時代の1日あたりの屋外活動時間	質問票	子供時代の屋外活動時間が長いと現在の近視有病率が低くなった（オッズ比=0.92）。

2010年にシンガポールで3,009人の未就学児（6～72か月）を対象とした横断研究が行われた[1]。年齢、性別、身長、両親の近視、家庭の経済状況、近業時間（読書やひとりで絵を描く時間）を調整したところ、屋外活動時間と未就学児の近視有病率に有意な関連性を認めなかった。同様にシンガポールで、3歳児572人を対象に行われた研究でも、2歳時点の屋外活動時間と3歳時の近視有病率に有意な関連性を認めなかったと報告している[2]。

前述した2つの研究は未就学児が対象だったが、小学生を対象とした場合はどのような結果が報告されているだろうか。それぞれ中国からの報告だが、まず2013年に681人の小学生（平均年齢7.7歳）を対象とした研究では、年齢と両親の近視を調整したところ、屋外活動時間と近視有病率に有意な関連性を認め、屋外活動時間が長いと近視有病率は有意に低くなることを報告した（オッズ比＝0.32）[3]。また学童1,902人（平均年齢9.8歳）を対象とした研究では、年齢、性別、the Children's Sleep Habits Score、睡眠時間、近業時間を調整したところ、屋外活動時間が長いと有意に近視有病率が低くなるという結果を報告している（オッズ比＝0.97）[4]。内モンゴルの1,565人の学童（平均年齢11.9歳）を対象とした場合も、放課後の屋外活動時間が長いと近視有病率は有意に低くなることを報告しており（オッズ比＝0.80）[5]、また、シドニーで1,765人（平均年齢6.7歳）と2,367人（平均年齢12.7歳）の学童を対象に行われた研究でも、屋外活動時間が長い（1日2.8時間以上）と近視有病率は有意に低くなり、さらに近業時間の多少にかかわらず、屋外活動時間が長ければ近視有病率が低くなることも報告している[6]（図1）。

では研究対象年齢が少し上がった場合はどうだろうか。中国で998人（平均年齢14.6歳）を対象とした研究では、屋外活動時間と近視有病率に有意な関連性を認めなかったが[7]、シンガポールで1,249人（平均年齢13.7歳）を対象に、年齢、性別、人種、1週間の読書数、身長、両親の近視の有無を調整した結果、屋外活動時間が眼軸長、屈折値と有意に負の相関

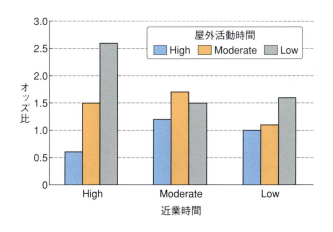

図1　近業時間と屋外活動の関係（文献6をもとに作成）
対象は12歳児。近業時間の多少にかかわらず、屋外活動時間が長ければ近視のリスクが低いことがわかる。また、近業時間が長くても屋外活動時間を長くすれば近視のリスクを低くできる可能性がある。

があったことを示した報告もあり、さらに 1 日の屋外活動時間が 1 時間増加するごとに、屈折度は＋0.17D 遠視側になり、眼軸長は 0.06 mm 伸長が抑制されるという結果も報告した[8]。

　成人を対象とした研究も紹介する。台湾で行われた 18～24 歳の若年成人 5,048 人を対象とした研究では、年齢、両親の近視、学歴、読書距離、読書時間、パソコン使用時間、テレビ視聴時間、居住地域を調整したところ、屋外活動時間が短いと近視有病率が有意に高くなることを報告した（オッズ比＝0.94）[9]。また、50 歳以上の 4,413 人において、子供時代の屋外活動時間と現在の近視有病率に有意な関連性を認め、子供時代の屋外活動時間が長いと現在の近視有病率は低くなることを報告した（オッズ比＝0.92）[10]。

III. コホート研究

　次に近視発症と屋外活動の関連性を検討した報告を紹介する（表 2）。

　まずは 2006 年にシンガポールで行われた、7～9 歳の学童 994 人を 3 年間追跡した研究であるが、多変量解析結果によると、屋外活動時間と近視発症に有意な関連性を認めなかった[11]。

　一方，2012 年にイギリスで 7 歳児 7,747 人を平均 8 年間追跡した研究は、両親の近視、読書時間、性別、身体活動を調整した結果、8～9 歳時点での屋外活動時間が長いと、11 歳時での近視発症率が有意に低くなることを報告した（オッズ比＝0.65）[12]。

　また、アメリカで行われた Orinda Longitudinal Study of Myopia（OLSM）は、小学 3 年生（8～9 歳）の時点で近視ではない小児 514 人を対象として追跡調査を行った[13]。3 年生時の屋外活動時間を調べ、4 年生以後に調節麻痺下屈折値が－0.75D より強い近視となった場合に近視発症と定義すると、全体で 21.6％にあたる 111 例が近視となった。全体の平均屋外活動時間は、近視にならなかった小児では週 11.65 時間（＝約 1 時間 40 分／日）であったのに対し、近視になった小児では週 7.98 時間（＝約 1 時間 8 分／日）で有意差（$P<0.001$）を認めた。さらに、遺伝の影響も考慮し、両親の近視の数別（両親とも近視＝2、片親のみ近視＝1、両親とも近視でない＝0）に近視になる割合と屋外活動時間についても報告している（図 2）。この報告により、両親とも近視であっても、1 日 2 時間以上の屋外活動時間で近視発症の割合を低くすることができ、反対に両親が近視でなかったとしても、屋外活動時間が 1 日 1 時間未満である場合、片親が近視である場合と同様の近視発症率となってしまうことが明らかとなった。

　2013 年にシドニーで行われた研究は、6 歳児 863 人と 12 歳児 1,196 人をそれぞれ平均 6.1 年、4.6 年間追跡した[14]。近視を発症しなかった小児の平均屋外活動時間は、21.0 時間／週で、発症した小児の 16.3 時間／週と比較し有意（$P<0.0001$）に長かった。また、両群において、年齢、性別、両親の近視を調整した結果、屋外活動時間が短いと近視発症率が有意に高くなり、屋外活動時間が短い群と長い群を比較すると、6 歳児においては短い群の近視発症率は長い群の 2.84 倍であり、12 歳児でも 2.15 倍だった。

表2 近視の発症をアウトカムとしたコホート研究

著者 雑誌名 報告年	観察期間	研究を行った国	n	対象年齢	近視の定義	屋外活動の評価	屋外活動の指標	得られた知見
Saw et al Invest Ophthalmol Vis Sci 2006	3年間	シンガポール	994	7～9歳	≦-0.75D	1週間の屋外活動時間	質問票	近視の発症と屋外活動時間に有意な関連性を認めなかった。
Guggenheim et al Invest Ophthalmol Vis Sci 2012	8年間	イギリス	7,747	7歳 （平均年齢：7.5歳）	≦-1.00D	1日の屋外活動/1週間の身体活動時間	質問票（8～9歳時）/Actigraph accelerometer（11歳時）	両親の近視、読書時間、性別、身体活動を調整した結果、8～9歳時点での屋外活動時間が長いと11歳での近視発症率が有意に低くなった（オッズ比=0.65）。
Jones-Jordan et al Invest Ophthalmol Vis Sci 2007	2年間	アメリカ	514	8～9歳 （平均年齢：8.63歳）	≦-0.75D	1週間の屋外活動時間（小学3年生時）	質問票	平均屋外活動時間は、小学4年生時に近視にならなかった小児では週11.65時間（=約1時間40分/日）であったのに対し、近視になった小児では週7.98時間（=約1時間8分/日）で有意差（P<0.001）を認めた。
French et al Ophthalmology 2013	5～6年間	オーストラリア	2,059	6歳と12歳	≦-0.50D	1週間の屋外活動時間	質問票	近視を発症しなかった小児の平均屋外活動時間は、21.0時間/週で、発症した小児の16.3時間/週と比較し有意（P<0.0001）に長かった。また、年齢、性別、両親の近視を調整した結果、屋外活動時間が短いと近視発症率が有意に高くなり、屋外活動時間が長い群と短い群を比較すると、6歳児においては短い群の近視発症率は長い群の2.84倍であり、12歳児でも2.15倍だった。

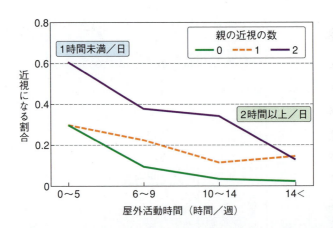

図2　親の近視の数別の、屋外活動時間と近視になる割合（文献13をもとに作成）

両親が近視（親の近視の数が2のライン）だと屋外活動時間が短くなるにつれ、近視になる割合も徐々に高くなっていくことがわかり、また両親が近視だったとしても、1日2時間以上の屋外活動で近視発症割合を低くすることができることがわかる。両親が近視でなかった（親の近視の数が0のライン）としても、屋外活動時間が1日1時間にも満たない場合、片親が近視（親の近視の数が1のライン）の場合と同様の近視発症率となることがわかる。

IV. 縦断研究

　近視進行の程度をアウトカムとした縦断研究を紹介する（表3）。
　シンガポールにおいて6〜12歳の学童153人を2年6か月追跡した結果、屋外活動時間と近視の進行程度に有意な関連性を認めなかった[15]。また、アメリカにおいて、6〜14歳835人の1年間の屈折変化量を調べた研究では、屋外活動時間と近視進行に有意な関連性は認められず[16]、中国の10〜15歳2,267人を2年間追跡した研究でも、屋外活動時間と他覚屈折値の変化量または眼軸長の伸長に有意な関連性を認めなかった[17]。

V. メタアナリシス

　2017年にXiongらは、前述した研究も含む51の既報のメタ解析を行った[18]。その結果、屋外活動は近視の発症と有病率を有意に抑制することが明らかとなったが、近視進行については有意な関連性を認めなかった。
　近視の発症率をアウトカムとしたコホート研究と、近視有病率について報告した横断研究についてメタ解析した結果を示す（図3）。まずコホート研究だが、屋外活動時間が長いほうが近視発症のリスクを有意に減少させることがわかった（相対危険度＝0.574）。横断研究についても同様に、屋外活動時間が長いほうが近視有病率が有意に低かった（オッズ比＝0.964）。
　次にアメリカ、シンガポール、イギリス、中国、台湾で行われたそれぞれの研究を、横軸

近視進行予防のベーシックサイエンス **1**

表3　近視の進行程度をアウトカムとした縦断研究

著者 雑誌名 報告年	観察期間	前向き／後ろ向き	研究を行った国	n	対象年齢	屋外活動の評価	屋外活動の指標	得られた知見
Saw et al Optom Vis Sci 2010	2年6か月	前向き	シンガポール	153	6〜12歳	—	インタビュー	他覚屈折値の変化量と屋外活動時間に有意な関連性を認めなかった。
Jones-Jordan et al Invest Ophthalmol Vis Sci 2012	5年間	前向き	アメリカ	835	6〜14歳	1週間の運動／屋外活動時間	質問票	−0.75D以上の近視をもつ児童を対象としたが、近視の進行と屋外活動時間に有意な関連性を認めなかった。
Li et al Invest Ophthalmol Vis Sci 2015	2年間	前向き	中国	2,267	10〜15歳	1日の屋外活動時間	質問票	屋外活動時間と、他覚屈折値の変化量または眼軸長の伸長に有意な関連性を認めなかった。

を1週間の屋外活動時間、縦軸を近視発症のリスクとしプロットした（図4）。それらの関係は線形近似曲線で示され、屋外活動時間の増加は近視発症の危険性を減少させることを明らかとした（$R^2 = 0.586$）。

　また、年齢別に分けてサブグループ解析を行った結果を示す（図5）。コホート研究で6歳児と11〜12歳児を比較した場合、両群で屋外活動時間の近視発症の抑制効果を認めたが、6歳児のほうがその抑制効果がより大きいことが明らかとなった（相対危険度＝0.380）。しかし、横断研究では、近視有病率が異なる群間（＜20％、20〜80％、80％＜）で屋外活動時間に有意差は認められず、さらにどの年齢層（＜6歳、6〜18歳、18歳＜）でも近視有病率に有意差を認めなかった。

　最後に、屋外活動時間と近視進行についての解析結果を示す。1年間の屈折値の変化量と1週間の屋外活動時間については、有意な関連性を認めなかった（$R^2 = 0.00064$）。このように前述した非介入型の疫学研究では、屋外活動時間と近視進行抑制に有意な関連性を認めなかったが、介入研究をメタ解析すると、3年間で0.30D近視進行を抑制するという結果が報告されている（p.34参照）。

VI. まとめ

　これまで提示した研究の数々により、屋外活動が近視、特にその発症を抑制することが明らかとなった。1日に2時間以上屋外で過ごすことで近視を抑制することができるといわれ

2. 屋外環境光による近視の抑制の流れ　23

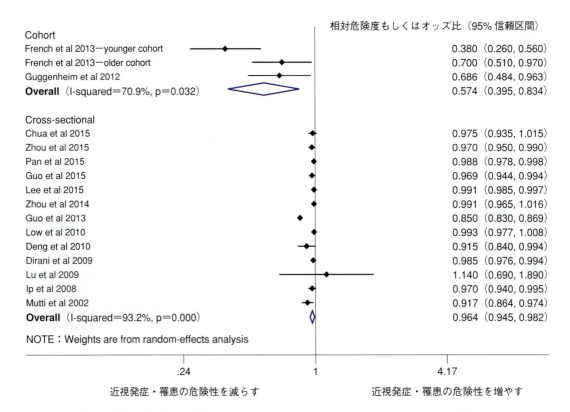

図3 近視発症率・有病率と屋外活動時間について（文献18，Fig.2 より改変して転載）

近視発症率もしくは有病率と屋外活動時間の関連性について検討した研究を、メタアナリシスしたフォレストプロットである。上段のコホート研究では、屋外活動時間が長いほうが近視発症のリスクを有意に減少させていることがわかり、下段の横断研究でも、屋外活動時間が長いほうが近視有病率が有意に低かった。

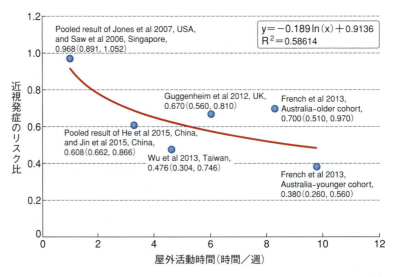

図4 近視発症のリスクと屋外活動時間について（文献18，Fig.3 より改変して転載）

近視発症のリスクと1週間の屋外活動時間の関係は線形近似曲線で示され、屋外活動時間の増加は近視発症の危険性を減少させる。

近視進行予防のベーシックサイエンス

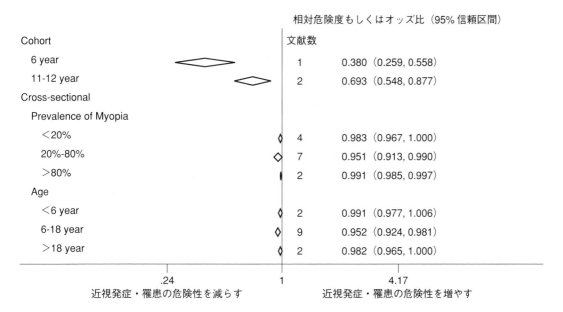

図5 年齢別のサブグループ解析結果（文献18，Fig.4より改変して転載）
コホート研究で6歳児と11～12歳児を比較した場合（上段），両群で屋外活動時間の近視発症の抑制効果を認めたが，6歳児のほうがその抑制効果がより大きいことが明らかとなった。しかし，横断研究（中・下段）では，近視有病率が異なる群間（＜20％，20～80％，80％＜）で屋外活動時間に有意差を認めず，さらにどの年齢層（＜6歳，6～18歳，18歳＜）でも近視有病率に有意差を認めなかった。

ているが，現代の日本において，子供を毎日2時間以上外で遊ばせることはなかなか難しい。しかし，近視人口の急増に歯止めをかけるべく，私たち眼科医や教育者がエビデンスに基づいた情報を提供し，保護者や子供たちに外遊びを積極的に勧めることが大切である。

文献

1) Low W et al: Family history, near work, outdoor activity, and myopia in Singapore Chinese preschool children. Br J Ophthalmol 94: 1012-6, 2010
2) Chua SY et al: Relative Contribution of Risk Factors for Early-Onset Myopia in Young Asian Children. Invest Ophthalmol Vis Sci 56: 8101-7, 2015
3) Guo Y et al: Outdoor activity and myopia among primary students in rural and urban regions of Beijing. Ophthalmology 120: 277-83, 2013
4) Zhou Z et al: Disordered sleep and myopia risk among Chinese children. PLoS One 10: e0121796, 2015
5) Guo K et al: Prevalence of myopia in schoolchildren in Ejina: the Gobi Desert Children Eye Study. Invest Ophthalmol Vis Sci 56: 1769-74, 2015
6) Rose KA et al: Outdoor activity reduces the prevalence of myopia in children. Ophthalmology 115: 1279-85, 2008
7) Lu B et al: Associations between near work, outdoor activity, and myopia among adolescent students in rural China: the Xichang Pediatric Refractive Error Study report no. 2. Arch Ophthalmol 127: 769-75, 2009
8) Dirani M et al: Outdoor activity and myopia in Singapore teenage children. Br J Ophthalmol 93: 997-1000, 2009
9) Lee YY et al: Risk factors for and progression of myopia in young Taiwanese men. Ophthalmic Epidemiol 22: 66-73, 2015

10) Pan CW et al: Ethnic variations in myopia and ocular biometry among adults in a rural community in China: the Yunnan minority eye studies. Invest Ophthalmol Vis Sci 56: 3235-41, 2015

11) Saw SM et al: A cohort study of incident myopia in Singaporean children. Invest Ophthalmol Vis Sci 47: 1839-44, 2006

12) Guggenheim JA et al: Time outdoors and physical activity as predictors of incident myopia in childhood: a prospective cohort study. Invest Ophthalmol Vis Sci 53: 2856-65, 2012

13) Jones LA et al: Parental history of myopia, sports and outdoor activities, and future myopia. Invest Ophthalmol Vis Sci 48: 3524-32, 2007

14) French AN et al: Risk factors for incident myopia in Australian schoolchildren: the Sydney adolescent vascular and eye study. Ophthalmology 120: 2100-8, 2013

15) Saw SM et al: Factors related to the progression of myopia in Singaporean children. Optom Vis Sci 77: 549-54, 2000

16) Jones-Jordan LA et al: Time outdoors, visual activity, and myopia progression in juvenile-onset myopes. Invest Ophth Vis Sci 53: 7169-75, 2012

17) Li SM et al: Time Outdoors and Myopia Progression Over 2 Years in Chinese Children: The Anyang Childhood Eye Study. Invest Ophthalmol Vis Sci 56: 4734-40, 2015

18) Xiong S et al: Time spent in outdoor activities in relation to myopia prevention and control: a meta-analysis and systematic review. Acta Ophthalmol 95: 551-66, 2017

近視進行予防のベーシックサイエンス 1

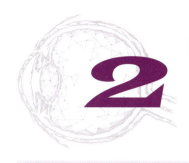

屋外環境光による近視の抑制の流れ
2) 介入研究

慶應義塾大学医学部眼科学教室
森　紀和子 Kiwako Mori

重要なポイント

 ライフスタイルのさまざまな変化が近視人口の増加に関係している。

 屋外活動時間は年々減少している。

 屋外活動時間が長いほど近視になりにくい。

 介入研究でも屋外活動追加群で近視進行抑制を認めた。

はじめに

　近年、世界各国で急増する近視の原因を明らかにすることは、予防を考えるうえで大変重要である。遺伝因子とその集積だけではこの世界的な増加は説明しきれず、何らかの環境の変化による影響が大きく関与しているとみるのが妥当である。近視と関連する環境因子のうち、屋外活動が近視進行を抑制することが複数の疫学研究や動物実験、臨床試験から指摘され注目されてきている。本稿では、現在報告されている近視と屋外環境の介入研究について取り上げる。

I. 環境の変化

　文部科学省の発表によると、近年、子供を取り巻く環境は大きく変化した。都市化や自動車の普及は子供たちから手軽な外遊びの場を奪い、塾やお稽古事が増え遊ぶ時間も減少し、さらに少子化に伴い、兄弟姉妹、身近にいる子供の数が減少し仲間も減少した。そういった環境やライフスタイルのさまざまな変化が近視人口の増加に関係している可能性があるといわれている。

　近視の環境因子に関する観察研究には、小児の近視進行に関する Orinda Study [1) 2)]、Singapore Cohort Study[3)4)]、Sydney Myopia Study[5)6)]があり、これらの研究によると近視進行の要因は遺伝のほかに都市部に住むこと、近業時間が長いこと、屋外活動時間が短いこと、学歴やIQが高いことなどがある[7)8)]。これらは小児期だけでなく18～24歳の成人の近視に対しても同様の結果が報告されている[8)]。そのほかにもこれまでにいくつかの環境因子の可能性が報告されているが、エビデンスの高い近視抑制に関する環境因子は屋外活動時間が挙げられ、屋外活動時間が長いほど近視が抑制されるといわれている。

II. 屋外環境の重要性

2008年オーストラリアの研究グループよりどれほど近業作業をしても外で多く遊ぶ子供は近視になりにくいとの報告があり[6)]、近業作業よりも屋外活動が近視予防に重要であることが示された（図1A）。また遺伝的要素を考慮するため、近視である親の数を層別に調整し、屋外活動時間と近視になる割合をまとめた報告[1)]によると、両親とも近視であっても週に14時間以上（1日2時間以上）の屋外活動時間で近視発症の割合が低くなる結果であった。反対に両親とも近視でなく、屋外活動時間が週に5時間未満（1日1時間未満）のとき、片親が近視である場合と近視発症の割合が同じであることが示された（図1B）。ここか

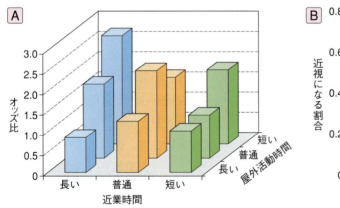 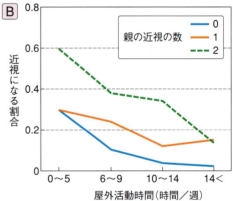

図1　屋外活動の重要性

A：近業時間と屋外活動時間と近視の関係
X軸は近業時間。Y軸は性別、人種、親の近視歴、親の職歴、教育歴を調整したオッズ比。Z軸は屋外活動時間。近業作業が短く、屋外活動時間が長い群を1として比較した。近業活動時間が長く、屋外活動時間が短いとオッズ比は大きく近視のリスクが高いことがわかる。注目すべきは、近業時間が長くても屋外活動時間を長くすることで近視のリスクを低くできることである。（文献6より許諾を得て改変・転載）
B：両親が近視でも長時間の屋外活動は近視発症のリスクを下げる。
両親ともに近視（緑の破線）の子供は屋外活動時間が短くなるにつれ、近視発症リスクも徐々に高くなっていく。また両親ともに近視だったとしても、週に14時間以上（1日2時間以上）の屋外活動で近視発症の割合は低くなる。両親ともに近視でなかった（青の実線）としても、屋外活動時間が週に5時間（1日1時間）にも満たない場合、片親が近視（オレンジ色の実線）の場合と同様の近視発生リスクとなることがわかる。（文献2より許諾を得て改変・転載）

らも近視が遺伝因子のみではなく、屋外活動時間などの環境因子に強く影響を受けることが示唆されている。屋外活動がどのように近視を抑制するかというメカニズムについては、太陽光による網膜でのドパミン分泌の亢進[9]~[11]、太陽光における可視光線中のバイオレット光（violet light）への曝露[12]、近業作業をしない習慣[13]、運動をする[1]、光の照度が高いこと[14]、などいくつかの説がある。

　いくつかの疫学研究によると、近業作業時間が長くなるほど近視になり[5]、また時間だけでなく読書をする距離が30cmよりも近い場合、30cm以上離して読書をする小児より2.5倍近視になりやすく、さらに読書量の多い小児は近視になりやすいことが報告されている[3]。しかし、近視発症以前の近業時間や屋外活動時間を近視群と非近視群とで比較すると、近視発症以前の近業時間の程度は両群間で有意差はなかったとの報告[15]や、近業作業の量にかかわらず屋外活動時間が長ければ近視になりにくいという報告[6]など、近業と近視の関係には多様な意見がある。

　また、近視と日照時間についての報告があり、年間日照時間に近視の程度との相関がみられ、関連性が示唆されている[16]。紫外線曝露により血清ビタミンD濃度は上昇し、近視であることと血清ビタミンD濃度が低いことに相関があると示唆された報告もある[17]。しかし血清ビタミンDそのものに近視抑制効果があるかどうかを検証した報告はまだない。

　運動については、小児の屋外活動時間と身体活動時間は相関することが報告[18]されているため、屋外活動時間の近視進行抑制効果は運動によるものである可能性があるとの見方もある。しかし一方で、屋外活動時間は身体活動量とは独立して近視と関連しているという報告[19]や、屋外活動と近視の関係は光量が重要であるという報告[20]もあり、身体活動以外の要素も近視抑制に関与している可能性が示唆されている。

　以上のように屋外活動時間が近視抑制に関与するメカニズムについては、まだ結論には至っていない。要は「外で遊べ」ということであるがそう簡単にはいかない。日本をはじめアジアの多くの国は受験戦争が白熱しており、子供たちは遊ぶ時間を割いて勉強し、外で遊びたくても遊べないのが現状である。内閣府で行っている「青少年の生活と意識に関する基本調査」によると、平成7（1995）年から5年間で、休日に室内で過ごすことが増加し、外遊びが減少している。特に小学生、中学生で著しく、外で遊ぶと答えた小学生は平成7年の55.5％が平成13（2001）年には31.0％と、中学生も同様に37.9％から22.0％へ減少している（図2）。これは日本だけの話ではなく、アメリカでも同様に、1997年から2003年の6年間で小学生において、屋外活動時間が36分／週から25分／週に有意に減少していることが報告されている[21]。これらの結果から世界各国で学童期の子供たちの屋外活動時間が減少していることがわかる。学童期の子供たちに屋外活動をさせるには家庭や学校の協力が欠かせない。

　そうしたなか、アジアのいくつかの国では近視予防が国家対策として開始された。シンガポールは近視の有病率が高い国のひとつであり、近視予防に関心が高い。シンガポール政府は近視有病率を6年間で5％減少させるため、眼鏡の金銭的補助および屋外活動の啓蒙活

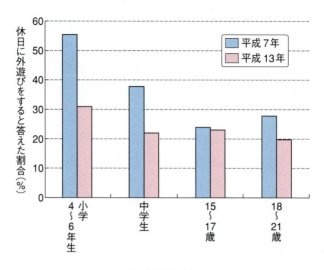

図2　屋外活動時間の減少

平成7年および平成13年に内閣府が行った「青少年の生活と意識に関する基本調査」からの引用。休日の過ごし方についての調査結果によると、5年間で外遊びが減少している。特に小学生、中学生で著しく、「外で遊ぶ」「近所で友達と遊ぶ」と答えた小学生は平成7年の55.5%が平成13年には31.0%と、中学生も同様に37.9%から22.0%へ減少している。（グラフは調査結果をもとに作成）

動[22]を行っている（図3）。シンガポール政府の発表によると、屋外活動を増やすために学校での近視教育だけでなく家庭での近視教育を徹底させたところ、就学前児童の近視有病率は2004年の38%から2009年には33%まで減少した。これは12,500人の近視児童数の減少と一致する。同様に近視有病率の高い国として知られる中国では、眼の運動およびマッサージと近視抑制の効果をみる介入研究も試みられたが、その明らかな近視抑制効果は認められなかった[23]。ほかにも屋外環境を取り入れるため、学校の建物をガラス張りにして太陽光に触れる時間を増やす（図4）[24]などのさまざまな試みがされている。

III. 屋外活動の減少と近視

Orinda Study[2]では、近視ではない8～9歳の小児の追跡調査を行った。近視にならなかった小児に対し、近視になった小児では平均屋外活動時間が有意に短かった。また、両親とも近視という遺伝的要素が強い小児でも、1日2時間以上の屋外活動時間が近視発症の割合を低くすることが示された。また Sydney Myopia Study[6]では、スポーツもしくはレジャーの有無にかかわらず、屋外活動時間が1日2.8時間より長いほど近視の有病率が低かった。Singapore Cohort Study[4]でも、11～20歳の青年期において、性別、年齢、人種、1週間の読書数、身長、両親の近視の有無で調整した結果、屋外活動時間と眼軸長、屈折値に相関があることが示された。さらに、屋外活動時間が1日あたり1時間増加するごとに、屈折度は＋0.17D遠視側になり、眼軸長は0.06 mm伸長が抑制されると報告された。これらは近視が

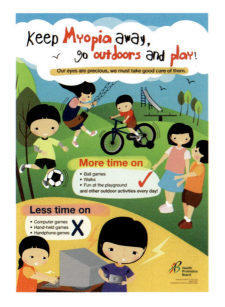

図3 シンガポール政府から出された
屋外活動推進ポスター
（文献22より引用）

Singapore National Myopia Programでは就学前児童の近視有病率を5％減少させるため屋外活動を学校、家庭で推進している。

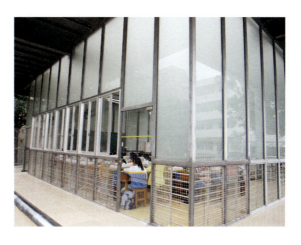

図4 中国の小学校
（文献24、Fig.1より引用）

近視を抑制するために設計された太陽光がふんだんに入るガラス張りの小学校

遺伝因子のみならず、屋外活動時間の減少に強く影響を受けていることを示唆するものである。

IV. 屋外活動の介入研究

　近視に関する介入研究はいくつかあり、アトロピン点眼、シクロペントレート点眼、軸外収差抑制コンタクトレンズ、オルソケラトロジー、累進多焦点眼鏡、二重焦点眼鏡、軸外収差抑制眼鏡のいずれも程度はさまざまだが近視進行抑制が認められている[25]。臨床の現場で近視をコントロールする手段として注目をされている。

　一方で屋外活動時間が長いことは、近視発症抑制のため有効な手段だといわれている[26]。前述したように横断研究では近視と屋外活動時間の関連性が強いことが提示されている[2) 4) 6) 15) 27)〜29)]。さらに縦断研究でも近視が進行する子供はそうでない子供に比べ屋外活動時間が短いことが示されている[15) 19)]。このように観察研究においては屋外活動時間の増加には近視発症を抑制する効果があると示されているが、介入研究はというとこれまでの報告は少数である[26) 30)〜33)]。屋外活動の近視進行抑制について、実際に小児に対し屋外活動を増やした群と増やさなかった群を調べた介入研究を紹介する（表1）。

　Heらは中国広東省の小学校12校を無作為に割り付けし、介入群である6校に40分間の

表1 屋外環境に関する介入研究

著者（報告年）	国	対象（平均年齢）	期間	介入	結果〔有意差（$P<0.05$）の認められたもの〕
Yi and Li (2011)[33]	中国（長沙）	7〜11歳80人，介入群（8.8歳），対照群（8.9歳）	1年	近方作業30分／週以内と屋外活動14〜15時間／週以上	屈折変化量：介入群−0.38D，対照群−0.52D
Wu et al (2013)[37]	台湾	7〜11歳571人，介入群（8.89歳），対照群（9.02歳）	1年	学校の休み時間に屋外活動をさせる	近視罹患：介入群8.41%，対照群17.65% 屈折変化量：介入群−0.25D，対照群−0.38D 眼軸長変化量：介入群0.16mm，対照群0.21mm 眼圧変化量：介入群−0.05mmHg，対照群0.67mmHg
He et al (2015)[31]	中国（広州）	6〜7歳1903人，介入群（6.61歳），対照群（6.51歳）	3年	学校で平日毎日40分屋外活動時間を加える	近視罹患：介入群30.4%，対照群39.4% 屈折変化量：介入群−1.42D，対照群−1.59D
Jin et al (2015)[32]	中国（瀋陽）	6〜11歳391人，介入群（10.77歳），対照群（10.42歳）	1年	学校で平日毎日40分屋外活動時間を加える	近視罹患：介入群3.7%，対照群8.5% 屈折変化量：介入群−1.10D，対照群−0.27D
Wu et al (2018)[36]	台湾	6〜7歳693人（6.34歳）	1年	学校の休み時間に屋外活動をさせる 屋外活動授業を加える 休日も家族で屋外に出かける	近視罹患：介入群14.47%，対照群17.40% 屈折変化量：介入群−0.35D，対照群−0.47D 眼軸長変化量：介入群0.28mm，対照群0.33mm

屋外活動授業を追加させ，コントロール群6校には通常通りの授業のままで，両群とも1年生を3年間追跡した調査[31]を行った。3年間で近視が発生するリスクは屋外活動追加群30.4%，コントロール群39.4%と，屋外活動追加群で有意に低かった。調節麻痺剤点眼下で行った3年間の屈折値変化量は屋外活動追加群で−1.42D，コントロール群で−1.59Dと屋外活動追加群で有意に少なかった。3年間の眼軸長変化量は屋外活動追加群で0.95mm，コントロール群で0.98mmと有意差は認められなかったが，学校でほぼ均一に屋外活動を追加するという介入で近視発症を減少させたという意義は大きい。

日照時間[16) 34)]や教育レベル[7) 8) 35)]で近視の有病率が異なってくるという報告があるため，Wuらは気候，教育レベルを一致させた台湾の小学校から無作為に6校ずつ屋外活動介入群とコントロール群に分け1年生を1年間追跡調査した[36]。介入群は学校の休み時間に屋外活動をし，屋外活動授業を設け，週末も家族で屋外に行くよう奨励し，夏休みには屋外で行う宿題を課した。1年後の屈折値変化量は屋外活動介入群で−0.35D，コントロール群−0.47D（図5A），眼軸長の変化量はそれぞれ0.28mmと0.33mm（図5B），近視の罹患率は14.47%と17.40%で，いずれも屋外活動介入群で有意に低かった。また，−0.50D以上近視が進んだ急速進行例の割合も21.7%と31.0%（図5C）で，これも屋外活動介入群で有意に少なかった。さらにベースライン時に近視であった群と近視のない群に分けて解析した。ベースライ

近視進行予防のベーシックサイエンス 1

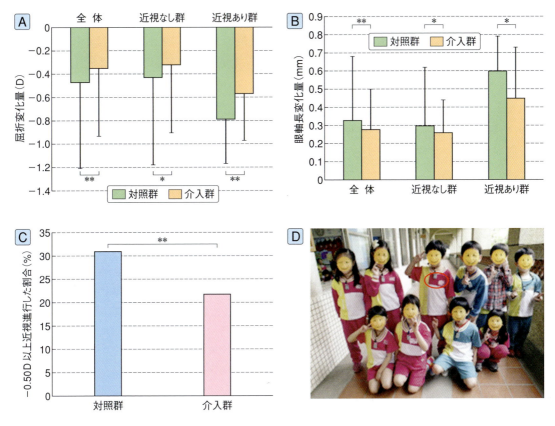

図5　屋外活動介入研究における近視進行抑制の効果

小学校1年生を屋外活動介入群とコントロール群に分け、1年後の変化量を全体、ベースライン時に近視があった群（近視あり群）と近視がなかった群（近視なし群）に分けて解析した。
A：1年後の屈折値の変化量。全体では屋外活動介入群で−0.35D、コントロール群−0.47Dであった（P=0.002）。さらにベースライン時に近視なし群と近視あり群に分けて解析したところ、近視なし群では屋外活動介入群とコントロール群ではそれぞれ−0.32Dと−0.43D（P=0.02）、近視あり群でも屋外活動介入群とコントロール群ではそれぞれ−0.57Dと−0.79D（P=0.007）といずれも屋外活動介入群で有意に少なかった。
B：1年後の眼軸長変化量。全体では屋外活動介入群とコントロール群ではそれぞれ0.28 mmと0.33 mm（P=0.003）、近視なし群ではそれぞれ0.26 mmと0.30 mm（P=0.02）と近視あり群ではそれぞれ0.45 mmと0.60 mm（P=0.02）であり、眼軸長の変化量も屋外活動介入群で有意に少なかった。
C：1年後−0.5D以上近視が進んだ急速進行例は全体の52.8%にみられ、屋外活動介入群は21.7%、コントロール群で31.0%と屋外活動介入群で有意に少なかった（P=0.003）。
D：調査で使われている光量計
　経時的に測定できる光量計（HOBO®、Onset社）を実際に子供が装着しているところ。
（A〜Cはいずれも文献36の内容をもとにグラフを作成、Dは文献36のFigure1Bより引用）

ン時に近視のない群では屈折値変化量は屋外活動介入群とコントロール群ではそれぞれ−0.32Dと−0.43D（図5A）、眼軸長変化量は0.26 mmと0.30 mm（図5B）とこれも屋外活動介入群で有意に少なかった。また、ベースラインで既に近視があった群でも、屈折変化量は屋外活動介入群とコントロール群ではそれぞれ−0.57Dと−0.79D（図5A）、眼軸長変化量

は 0.45 mm と 0.60 mm（図 5B）と屋外活動介入群で有意に少なかった。屋外活動は近視発症以前だけでなく、既に近視が発症した小児でも近視の進行抑制を認めた。ほかにも屋外活動時間を増やしたことにより、近視進行を抑制[32)37)]した，眼軸長伸長を抑制[32)]したと報告されている（表1）。

現在までに報告のあった介入研究をメタ解析した結果[26)]、近視に罹患する相対危険度は 0.536 で屋外活動時間が長いと有意に近視になりにくいとの結果が報告されている。さらに介入研究の結果をプール解析すると、3 年間の屈折値変化量は介入群とコントロール群の重み付けの平均の差は − 0.30D と有意に屋外活動介入群で小さかった。屋外活動時間が長いことは近視発症抑制に効果的であるといえる[26)]。

屋外活動を構成するひとつの因子に光環境があるが、光の照度についても介入研究が行われている。中国では、小中学校において教室の光の照度を上げると、通常の照度の教室で勉強した子供に比較して近視の進行が抑制されたとの報告がある[14)]。しかし一方で光の強さよりも長時間の屋外活動のほうがより近視抑制効果があるとの報告[36)]もあり、議論の余地がある。屋外活動の近視抑制効果のメカニズムについてはこれからの研究に期待したい。

V. 指　標

屋外活動時間を評価する方法として最も多用されているものは質問票によるアンケートである。介入研究で使われる指標は、正確で、精度がよく、観測可能で、効果表現に妥当な指標が必要であるが、質問票は、回答者が子供か親かということや調査対象時期の相違などでバイアスが生じやすく、正確な評価が難しい。そのため屋外活動時間を正確に測定し適正に評価するため、確固たる指標を用いて測定することが必要となる。現在、紫外線量と相関するといわれている血清ビタミン D 濃度[17)]、結膜の紫外線（UV）量[38)]、光量の測定[36)39)]をすることでアンケートとの整合性を確認することがはじめられている。たとえば Wu ら[36)]は、小児一人ひとりに光量計（図 5D）を装着し屋外活動時間と光の照度を経時的に測定した。光の照度、屋外活動時間と屈折値の変化量を評価したところ、週に 200 分以上屋外活動している群では木陰くらいの照度である 1000 ルクスでも、屋外活動していない群に比べ屈折変化量が＋0.14D と有意に近視抑制が認められた。一方で週に 200 分未満であると日向に相当する 1 万ルクス以上を浴びないと近視抑制効果が出ないことがわかった。屋外活動時間と光の照度を実際に測定することにより、光の照度より屋外活動時間が長いことが近視の抑制効果があるということが認められた。

VI. まとめ

横断研究、縦断研究によれば、屋外活動時間は近視抑制効果と密接な関係があり、介入研究でも同様の結論である。現在のところ屋外活動時間を増やすことは近視抑制につながると

考えられている。単純近視から強度近視、病的近視に移行するかには諸説があるが、移行すると仮定するならば、将来の病的近視を予防するためには学童近視を抑える必要があり、早期からの介入が必要である。屋外活動を増やすことが近視予防になるということは重要な情報である一方、外で遊ぶ時間を増やすことが容易な時代ではない側面もある。屋外活動が近視予防のために重要であることがわかってきた今、国家、家庭、教育、医療が一丸となって環境を整える取り組みを行っていくべきと考える。

▌文献

1) Mutti DO et al: Parental myopia, near work, school achievement, and children's refractive error. Invest Ophthalmol Vis Sci 43: 3633-40, 2002

2) Jones LA et al: Parental history of myopia, sports and outdoor activities, and future myopia. Invest Ophthalmol Vis Sci 48: 3524-32, doi: 10.1167/iovs.06-1118, 2007

3) Saw SM et al: A cohort study of incident myopia in Singaporean children. Invest Ophthalmol Vis Sci 47: 1839-44, doi: 10.1167/iovs.05-1081, 2006

4) Dirani M et al: Outdoor activity and myopia in Singapore teenage children. Br J Ophthalmol 93: 997-1000, doi: 10.1136/bjo.2008.150979, 2009

5) Ip JM et al: Role of near work in myopia: findings in a sample of Australian school children. Invest Ophthalmol Vis Sci 49: 2903-10, doi: 10.1167/iovs.07-0804, 2008

6) Rose KA et al: Outdoor activity reduces the prevalence of myopia in children. Ophthalmology 115: 1279-85, doi: 10.1016/j.ophtha.2007.12.019, 2008

7) Pan CW et al: Worldwide prevalence and risk factors for myopia. Ophthalmic Physiol Opt 32: 3-16, doi: 10.1111/j.1475-1313.2011.00884.x, 2012

8) Lee YY et al: What factors are associated with myopia in young adults? A survey study in Taiwan Military Conscripts. Invest Ophthalmol Vis Sci 54: 1026-33, doi: 10.1167/iovs.12-10480, 2013

9) Dong F et al: Inhibition of experimental myopia by a dopamine agonist: different effectiveness between form deprivation and hyperopic defocus in guinea pigs. Mol Vis 17: 2824-34, 2011

10) Nickla DL, Totonelly K: Dopamine antagonists and brief vision distinguish lens-induced- and form-deprivation-induced myopia. Exp Eye Res 93: 782-5, doi: 10.1016/j.exer.2011.08.001, 2011

11) Smith EL 3rd et al: Protective effects of high ambient lighting on the development of form-deprivation myopia in rhesus monkeys. Invest Ophthalmol Vis Sci 53: 421-8, doi: 10.1167/iovs.11-8652, 2012

12) Torii H et al: Violet Light Exposure Can Be a Preventive Strategy Against Myopia Progression. EBioMedicine 15: 210-9, doi: 10.1016/j.ebiom.2016.12.007, 2017

13) French AN et al: Risk factors for incident myopia in Australian schoolchildren: the Sydney adolescent vascular and eye study. Ophthalmology 120: 2100-8, doi: 10.1016/j.ophtha.2013.02.035, 2013

14) Hua WJ et al: Elevated light levels in schools have a protective effect on myopia. Ophthalmic Physiol Opt 35: 252-62, doi: 10.1111/opo.12207, 2015

15) Jones-Jordan LA et al: Visual activity before and after the onset of juvenile myopia. Invest Ophthalmol Vis Sci 52: 1841-50, doi: 10.1167/iovs.09-4997, 2011

16) 杢田亭二，横山 連：政府統計による小学生の視力不良の経年推移と関係因子の解析．日眼会誌 118：104-10, 2014

17) Tideman JW et al: Low serum vitamin D is associated with axial length and risk of myopia in young children. Eur J Epidemiol 31: 491-9, doi: 10.1007/s10654-016-0128-8, 2016

18) Cooper AR et al: Patterns of GPS measured time outdoors after school and objective physical activity in English children: the PEACH project. Int J Behav Nutr Phys Act 7: 31, doi: 10.1186/1479-5868-7-31, 2010

19) Guggenheim JA et al: Time outdoors and physical activity as predictors of incident myopia in childhood: a prospective cohort study. Invest Ophthalmol Vis Sci 53: 2856-65, doi: 10.1167/iovs.11-9091, 2012

20) Read SA et al: Light exposure and physical activity in myopic and emmetropic children. Optom Vis Sci 91: 330-41, doi: 10.1097/opx.0000000000000160, 2014

21) Hofferth SL: Changes in American children's time ? 1997 to 2003. Electron Int J Time Use Res 6: 26-47, 2009

22) Dolgin E: The myopia boom. Nature 519: 276-8, doi: 10.1038/519276a, 2015

23) Kang MT et al: Chinese Eye Exercises and Myopia Development in School Age Children: A Nested Case-control Study. Sci Rep 6: 28531, doi: 10.1038/srep28531, 2016

24) Zhou Z et al: Pilot study of a novel classroom designed to prevent myopia by increasing children's exposure to outdoor light. PLoS One 12: e0181772, doi: 10.1371/journal.pone.0181772, 2017

25) Huang J et al: Efficacy Comparison of 16 Interventions for Myopia Control in Children: A Network Meta-analysis. Ophthalmology 123: 697-708, doi: 10.1016/j.ophtha.2015.11.010, 2016

26) Xiong S et al: Time spent in outdoor activities in relation to myopia prevention and control: a meta-analysis and systematic review. Acta Ophthalmol 95: 551-66, doi: 10.1111/aos.13403, 2017

27) Rose KA et al: Myopia, lifestyle, and schooling in students of Chinese ethnicity in Singapore and Sydney. Arch Ophthalmol 126: 527-30, doi: 10.1001/archopht.126.4.527, 2008

28) Wu MS et al: Genetic polymorphisms of cytochrome p450 2E1, glutathione S-transferase M1 and T1, and susceptibility to gastric carcinoma in Taiwan. Int J Colorectal Dis 17: 338-43, doi: 10.1007/s00384-001-0383-2, 2002

29) Jones-Jordan LA et al: Time outdoors, visual activity, and myopia progression in juvenile-onset myopes. Invest Ophthalmol Vis Sci 53: 7169-75, doi: 10.1167/iovs.11-8336, 2012

30) Ngo CS et al: A cluster randomised controlled trial evaluating an incentive-based outdoor physical activity programme to increase outdoor time and prevent myopia in children. Ophthalmic Physiol Opt 34: 362-8, doi: 10.1111/opo.12112, 2014

31) He M et al: Effect of Time Spent Outdoors at School on the Development of Myopia Among Children in China: A Randomized Clinical Trial. JAMA 314: 1142-8, doi: 10.1001/jama.2015.10803, 2015

32) Jin JX et al: Effect of outdoor activity on myopia onset and progression in school-aged children in northeast China: the Sujiatun Eye Care Study. BMC Ophthalmol 15: 73, doi: 10.1186/s12886-015-0052-9, 2015

33) Yi JH, Li RR: Influence of near-work and outdoor activities on myopia progression in school children. Zhongguo Dang Dai Er Ke Za Zhi 13: 32-5, 2011 〔Article in Chinese〕

34) Cui D et al: Effect of day length on eye growth, myopia progression, and change of corneal power in myopic children. Ophthalmology 120: 1074-9, doi: 10.1016/j.ophtha.2012.10.022, 2013

35) Mirshahi A et al: Myopia and level of education: results from the Gutenberg Health Study. Ophthalmology 121: 2047-52, doi: 10.1016/j.ophtha.2014.04.017, 2014

36) Wu PC et al: Myopia Prevention and Outdoor Light Intensity in a School-Based Cluster Randomized Trial. Ophthalmology 125: 1239-50, doi: 10.1016/j.ophtha.2017.12.011, 2018

37) Wu PC et al: Outdoor activity during class recess reduces myopia onset and progression in school children. Ophthalmology 120: 1080-5, doi: 10.1016/j.ophtha.2012.11.009, 2013

38) McKnight CM et al: Myopia in young adults is inversely related to an objective marker of ocular sun exposure: the Western Australian Raine cohort study. Am J ophthalmol 158: 1079-85, doi: 10.1016/j.ajo.2014.07.033, 2014

39) Verkicharla PK et al: Development of the FitSight Fitness Tracker to Increase Time Outdoors to Prevent Myopia. Transl Vis Sci Technol 6: 20, doi: 10.1167/tvst.6.3.20, 2017

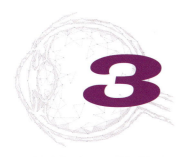

Violet 光のサイエンス
Science of Violet Light

慶應義塾大学医学部眼科学教室
鳥居　秀成 Hidemasa Torii

重要なポイント

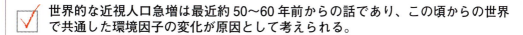 世界的な近視人口急増は最近約 50〜60 年前からの話であり、この頃からの世界で共通した環境因子の変化が原因として考えられる。

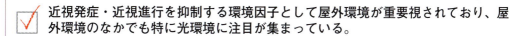 近視発症・近視進行を抑制する環境因子として屋外環境が重要視されており、屋外環境のなかでも特に光環境に注目が集まっている。

✓ Violet 光とは波長 360〜400 nm の可視光であるため紫色に見え、太陽光に含まれ屋外環境に豊富に存在する。一方、近年流行の紫外線（UV）カットの影響で、室内では UV とともに Violet 光も存在しない環境が増えている。

✓ Violet 光が近視進行抑制に重要な役割を果たす可能性が基礎研究・臨床研究から明らかになった。

✓ Violet 光が近視進行抑制効果を発揮するメカニズムのひとつとして、近視進行を抑制する遺伝子として知られている early growth response 1（*EGR1*）が関与している可能性がある。

✓ Violet 光は近年流行の UV カットのため、現代社会から UV と一緒に失われつつあり、世界的な近視人口急増の一因である可能性がある。

I. Violet 光とは？

　波長 360〜400 nm の可視光が violet 光（バイオレットライト）であり、太陽光に含まれるため屋外環境に豊富に存在する。JIS（JIS Z 8120:2001）/CIE は可視光下限を 360 nm と定義している（図 1）ため、実際に人間は Violet 光の色を認識することが可能である（図 2）。

　屋外活動が近視進行を抑制することがこれまで多くの疫学研究・介入研究から指摘されてきており[1)〜9)]、近年近視進行抑制に屋外活動の効果が注目されている。その屋外活動を構成する因子には、ビタミン D[10)〜12)]・光環境[13)14)] などの因子が考えられており、そのうち何が効いているのか、また、そのメカニズムはわかっていなかった。また、屋外活動というと身

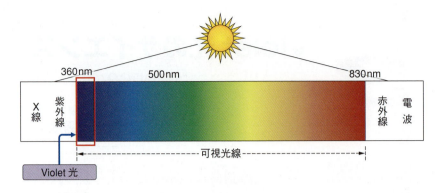

図1　Violet 光とは？

波長 360〜400 nm の光が violet 光である。JIS（JIS Z 8120:2001)/CIE は可視光の短波長限界を 360〜400 nm と定義している。Violet 光は可視光に属する。太陽光に violet 光が含まれている。

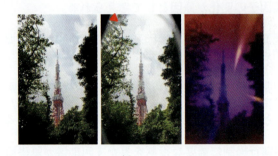

図2　可視光 violet 光の色（文献 20 より引用）

左から順に、メガネなし、400 nm 以下をカットしたメガネあり（赤矢印がメガネの縁）、400 nm 以上をカットするフィルターあり、での風景写真。一番右の写真が Violet 光のみで見た風景写真である。

体活動量や運動量も想起されるが、運動量と近視には明確な関係性がない可能性が指摘されてきており[5) 15)]、さらに最近の研究によりビタミン D よりも光環境自体が重要である可能性が示唆されてきている[16) 17)]。以上より、近視進行を抑制する屋外活動を構成する因子のうち、屋外の光環境が注目されている。その屋外光環境のうち、我々は violet 光が近視進行抑制に効いている可能性を見出した。

II. Violet 光の発見と検証

近視の屈折矯正手術のひとつである有水晶体眼内レンズ挿入術後の近視の戻りを調べる臨床研究を行っていたところ、我々はあるひとつのことに気がついた。成人を対象とした 5 年間の後ろ向き研究であるが、2 種類の有水晶体眼内レンズ（ARTISAN®と ARTIFLEX®、ともに Ophtec BV 社製）間で術前術後の眼軸長伸長程度に有意差を認めた[18)]。そのレンズの違いは高次収差など[19)]いくつかあるが、眼軸長伸長の差は有水晶体眼内レンズが 360〜400 nm

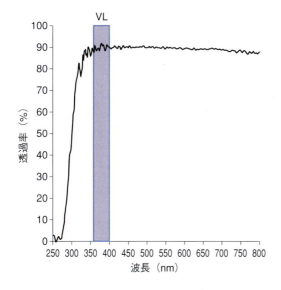
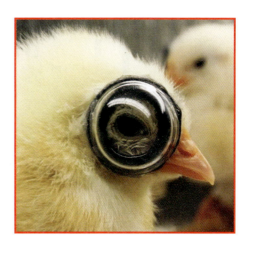

図3　Violet光とヒヨコ実験（文献20より引用）

近視誘導には、violet光を透過する（左）ことを確認した凹レンズ効果を持つクリアレンズ（右）を使用し、片眼装用・近視誘導を行った。VL：violet光

のviolet光を透過させるか否かに依存している可能性があり、基礎研究やその他の臨床研究を行うことで実証できないか検証を進めていった。

III. Violet光による近視進行抑制のメカニズム

我々は屋外の光環境のうち、波長360〜400 nmのviolet光に着目し、動物実験・臨床研究による検証を行い、Violet光が近視進行を抑制する可能性を検証した[20]。

1. 動物実験での検証

1978年にWallmanら[21]がヒヨコにゴーグルを装着することで近視になることを報告して以来、近視の動物実験ではヒヨコを用いることが一般的[22)〜32)]になっている。我々も実験近視モデルとして確立しているヒヨコを用いて、violet光を当てる群と当てない群で近視進行程度（屈折値・眼軸長）を比較・検討し、violet光の近視進行抑制効果の有無を評価した。近視誘導には、violet光を透過することを確認した凹レンズ効果を持つクリアレンズ（図3）を使用し、片眼装用を行った。屈折値・眼軸長データから表現型の確認を行うとともに、メカニズム解明のため眼球を摘出し、網脈絡膜サンプルを用いて網羅的遺伝子発現解析を行い、ターゲット遺伝子を絞り込みPCR（polymerase chain reaction）で確認を行った。

その結果、violet光を浴びたヒヨコの近視進行・眼軸長伸長が抑制され（図4）、violet光を浴びたヒヨコの眼で、近視進行を抑制する遺伝子として知られているearly growth response 1（*EGR1*［ZENK, zif268］）が有意に上昇していることがわかり（図5）、violet光が近視進行を抑制するメカニズムとして*EGR1*が関与している可能性が示唆された。*EGR1*は

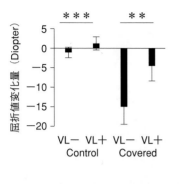
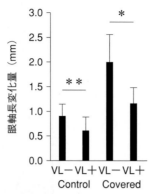
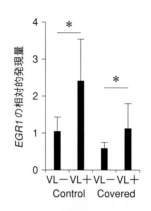

図4 ヒヨコ実験近視モデルにおける violet 光の近視進行抑制効果（文献 20 より引用）

左図の縦軸は1週間の近視進行程度、右図の縦軸は1週間の眼軸長伸長程度を示す。レンズ装用をしていないコントロール眼（control）、凹レンズ装用を行った遮閉眼（covered）ともに、violet 光（VL）に曝露されたヒヨコ（VL+）は、曝露されていないヒヨコ（VL−）に比べ、近視進行程度・眼軸長伸長程度が有意に抑制されていることがわかる。
＊ $P<0.05$、＊＊ $P<0.01$、＊＊＊ $P<0.001$ （t-test）

図5 近視進行抑制遺伝子 *EGR1* の発現と violet 光 （文献 20 より引用）

縦軸はヒヨコ網膜・脈絡膜組織における *EGR1* mRNA 相対発現量を表す。レンズ装用をしていないコントロール眼（control）、凹レンズ装用を行った遮閉眼（covered）ともに、violet 光（VL）に曝露されたヒヨコ（VL+）は、曝露されていないヒヨコ（VL−）に比べ、*EGR1* の発現が有意に上昇していることがわかる。
＊ $P<0.05$ （Mann-Whitney U test）

マウスやヒヨコなどにおいて近視進行を抑制する遺伝子として報告されている[33)34)]。

2．臨床研究での検証

　屈折矯正に用いるコンタクトレンズの violet 光の透過率を測定し（図6）、violet 光の透過率が高い群と低い群での近視進行程度を後ろ向きに比較・検討した。コンタクトレンズ装用開始時の背景を表1に示す。年齢や屈折値、眼軸長、経過観察期間において2群間に有意差を認めず、ほぼ同じ背景の学生で比較した。

　13〜18歳の学生において、violet 光を透過するコンタクトレンズ（透過率80％以上）を装用している群（116例116眼）と、violet 光透過が一部抑制されたコンタクトレンズ（透過率80％未満）を装用している群（31例31眼）の眼軸長伸長量を比較した。

　その結果、violet 光を透過するコンタクトレンズを装用している群の眼軸長伸長量は 0.14 mm/年、violet 光の透過が一部抑制されたコンタクトレンズを装用している群の眼軸長伸長量は 0.19 mm/年であり、violet 光を透過するコンタクトレンズを装用している群のほうが、有意に眼軸長伸長量が少ないことがわかった（図7）。

近視進行予防のベーシックサイエンス

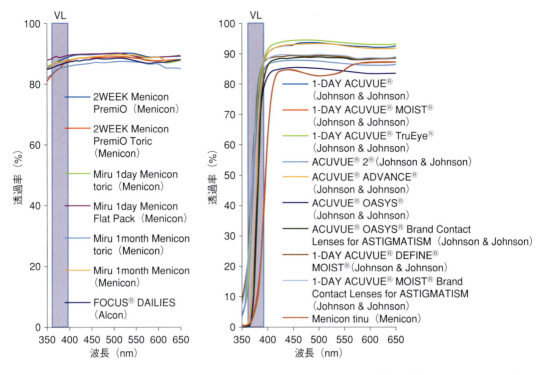

図6　今回の臨床研究で用いたコンタクトレンズの波長透過特性（文献20より引用）

Violet光の透過率が80％以上のコンタクトレンズ（左）を装用している群と、violet光の透過率が80％未満のコンタクトレンズ（右）を装用している群に分け、眼軸長伸長量を比較した。VL：violet光

表1　コンタクトレンズ装用開始時データの2群比較（文献20より引用）

Violet光を80％以上透過するコンタクトレンズを装用している群（VL（＋）CL group）と、violet光の透過率が80％未満のコンタクトレンズを装用している群（Partially VL-blocking CL group）のコンタクトレンズ装用開始時のデータ。年齢や屈折値、眼軸長、経過観察期間において2群間に有意差を認めず、ほぼ同じ背景の学生で比較した。

パラメータ	Partially VL-blocking CL group（平均±SD）（範囲）	VL（＋）CL group（平均±SD）（範囲）	P値
症例数	31例31眼	116例116眼	―
人種	日本人		
年齢（歳）	14.7±1.3（13～18）	15.1±1.4（13～18）	0.105
非調節麻痺下他覚屈折値（diopter）	−2.59±1.71（−1.00～−6.38）	−2.47±1.72（−1.00～−9.38）	0.721
眼軸長（mm）	25.63±0.70（24.22～26.88）	25.76±0.99（23.40～28.10）	0.551
経過観察期間（日）	892±374（372～1645）	872±361（380～1814）	0.833

3. Violet光のサイエンス　41

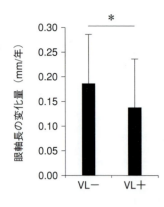

図7 図6における異なる Violet 光透過率のコンタクトレンズ装用による眼軸長変化量の比較（文献20より引用）

Violet 光を80％以上透過するコンタクトレンズを装用している群（VL＋）（116例116眼）の眼軸長伸長量は0.14mm/年、Violet 光の透過率が80％未満のコンタクトレンズを装用している群（VL－）（31例31眼）の眼軸長伸長量は0.19mm/年であり、Violet 光を80％以上透過するコンタクトレンズを装用している群のほうが、有意に眼軸長伸長量が少なかったことがわかる。

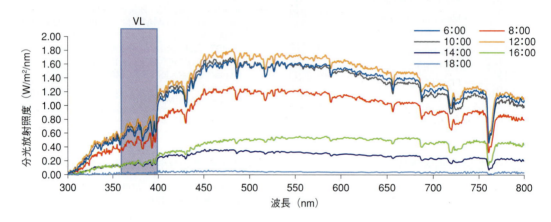

図8 屋外環境における violet 光（文献20より引用）

真夏の東京における光環境を6時から18時まで計測した。18時の日没に近い時間以外は、どの時間帯も violet 光（VL）が一定量存在することがわかる。

IV．現代社会で失われている Violet 光

　我々を取り巻く屋内・屋外環境において、violet 光がどの程度存在するのかを調査した。屋外環境では violet 光が明らかに含まれることがわかる（図8）が、屋内環境では violet 光がほぼカットされてしまっていることがわかる（図9）。現在私たちが日常的に使用している LED や蛍光灯などの照明には violet 光はほぼ含まれておらず、最近のガラスは violet 光もほとんど通さないことがわかった。この屋内環境は窓のない室内（図10）と同じであり、つまり violet 光の観点からすると窓があってもなくても室内では同じような光環境になってしまっているということがわかる。

V．屋外活動・Violet 光の安全性

　Xiong ら[35]は、11〜12歳と比較し6歳などの幼少期における屋外活動が近視の発症率を

近視進行予防のベーシックサイエンス

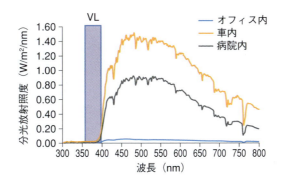

図9　屋内環境における violet 光（文献20より引用）

真夏の東京における日中の光環境を室内（オフィス内、車内、病院内）で計測した。最近のガラスは、400 nm 以下の可視光も含めカットしてしまっていることが多く、violet 光（VL）までカットされてしまっていることがわかる。そのため屋内環境では violet 光がほとんどない。

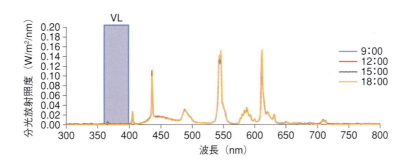

図10　窓がない室内における violet 光（文献20より引用）

窓がないため蛍光灯のみの波形であることがわかり、そのため時間による差を認めない。窓がない屋内環境ではどの時間帯でも violet 光（VL）がほとんどない。

より低くできることを報告した。つまり、近視発症予防は実は幼少期から既に始まっていると言っても過言ではないと思われる。

　ただ、屋外活動により violet 光は容易に取り入れられるものの、屋外活動では同時に太陽光に含まれる UVB などの短波長紫外線にも曝露されてしまう。近視進行抑制のために行う屋外活動時間の増加は、近視の進行抑制という点では良いが、同時に短波長紫外線曝露による皮膚への影響や、白内障・翼状片などの他の眼疾患発症リスク増加の可能性[36]もある。そこで近視が進行している子供には近視進行抑制のため屋外活動を積極的に推奨し、例外はあるがその後近視の進行が一段落したら白内障・翼状片などの他の眼疾患発症リスクを減らすため屋外活動時間を徐々に減らしていくと良いのではないかと思う。

　Violet 光の安全性についてはヒヨコ角膜および網膜の TUNEL-DAPI 染色切片を用い、UVB 下で認められるような角膜細胞のアポトーシスは violet 光では認めず（図11）、さらに短波長紫外線を含まないため太陽光よりも安全と考えるが、前述のように近視が進行している子供には近視進行抑制のため violet 光を推奨し、近視の進行が一段落したら屋外活動をあ

3．Violet 光のサイエンス

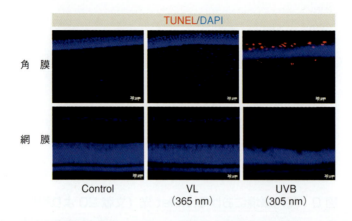

図 11　ヒヨコ角膜・網膜における TUNEL 染色陽性細胞の有無（文献 20 より引用）
Violet 光（VL）による角膜・網膜障害の評価のため、アポトーシスによる細胞死の有無を TUNEL 染色を用いて評価した。昼行性動物であるヒヨコの実験系を用い、violet 光（$400\,\mu W/cm^2$）を 1 日 12 時間・7 日間連続の照射を行った。その結果、UVB 照射により角膜に認められたような TUNEL 染色陽性細胞（赤色部分）は、violet 光照射では認めず、アポトーシスによる細胞死を認めなかった。

まり意識しない通常の生活に戻すのが良いと思う。

　屋外活動をしないと近視が進行し、屋外活動をし過ぎると近視進行は抑制されるものの他の疾患リスクが増加する。そこで可視光である violet 光のみを取り入れていく工夫や、太陽光・violet 光をサプリメントのように考え、何も摂取しないもしくは摂取のし過ぎなどの偏りは良くないことが予想されるため、必要に応じて摂取量を変更していくという考え方が良いのではないかと思う。

おわりに

　両親の近視の数にかかわらず 1 日あたり 2 時間以上の屋外活動により近視発症率を下げられるが[9]、現代社会において 1 日あたり 2 時間以上の屋外活動時間の確保とその継続はなかなか難しいと思われる。筆者が子供だった頃は細い路地などの道路は子どもたちの遊び場であったものの、いつの間にか子どもたちが路上で遊ぶことは難しい時代になってしまった。さらに、子どもたちの遊び場である公園でさえ球技を禁止するなど細かい規則が付け加えられている所もあり、公園なのに子どもたちが自由に遊ぶことが厳しくなっている現状がある。そのうえ安全性の懸念もあり、特に女児を持つ親からはとてもひとりだけで外で遊ばせることはできなくなったという話をよく耳にするようになった。この状況に加えスマートフォンやゲーム機などの普及もあり、子どもたちが屋外で遊ぶ時間がさらに減少し近業時間が増え、どんどん近視が進行しやすい状況になっている。具体的なデータとしては、近視の割合が低かった約 60 年前の 1955 年における日本の子どもたちの平均屋外活動時間は、男子 3.2 時間／日、女子 2.3 時間／日で男女とも 1 日 2 時間以上であり、1995 年には男女合わせ

たデータで 37 分／日に激減してしまったことが報告[37] されている。このように行政や地域の問題もあるためすぐには解決できないと思われるが、子どもたちが屋外活動をしやすいように現在の状況を打破しようと皆が一歩を踏みだしていくことが重要だと思われる。これまでの研究より、平日のみ 40 分／日の屋外活動時間を通常よりも増やすだけでも有効であることが示された。それは中国で 3 年間追跡した臨床研究[1] のなかで、屋外活動時間を増やさなかったコントロール群と比較し眼軸長伸長量は有意差を認めなかったものの（屋外活動追加群：0.95 mm/3 年、コントロール群：0.98 mm/3 年、$P = 0.07$)，屋外活動時間を平日のみ 40 分／日追加した群はコントロール群と比較して有意に近視進行が抑制され（屋外活動追加群：$-1.42D/3$ 年、コントロール群：$-1.59D/3$ 年、$P = 0.04$)、近視の有病率も有意に低い（屋外活動追加群：30.4%、コントロール群：39.5%、$P < 0.001$) ことが示されたのである。そのほかにも臨床研究で屋外活動時間を増やし、近視進行を抑制[38] [39]、眼軸長伸長を抑制[38] した報告も出てきている。そのためたとえ毎日 2 時間できなくても、少しの時間でも屋外活動を増やそうという意識が重要であると思われる。

　現代社会における我々を取り巻く環境において、波長 360〜400 nm の violet 光が欠如しており、これが近年の近視の世界的な増大と関係している可能性が考えられる。さらに我々は、violet 光が学童だけではなく成人の眼軸長伸長抑制にも重要である可能性を報告した[18]。本報告は慶應義塾大学医学部からプレスリリースされ各種メディアに取り上げていただいている。また、これら一連の violet 光関連の研究成果は 2018 年 4 月のアメリカ白内障屈折矯正手術学会（ASCRS）Film Festival 2018 における Grand Prize の受賞で示されたように世界で認知・評価されだしており、将来臨床応用が期待されている分野になりつつある。Violet 光に関するさらなるメカニズムの追究と研究を今後も行っていくが、近年失われた可視光である violet 光を取り戻すことにより、世界の近視人口増加に歯止めをかけ、強度近視からの失明者数を減らす一助になればこれほど嬉しいことはない。

謝辞

　最後に、ヒヨコを用いた動物実験を始めるにあたり、ご指導賜りました大阪大学大学院医学系研究科の不二門 尚先生、国立障害者リハビリテーションセンター研究所の世古裕子先生、慶應義塾大学医学部眼科学教室の坪田一男先生・根岸一乃先生、栗原俊英先生に心より感謝申し上げます。また、本研究の主論文[20] の共著者（論文共著順で上述していない先生のみ）の大沼一彦先生、稲葉隆明先生、川島素子先生、姜 効炎先生、近藤眞一郎先生、宮内真紀先生、三輪幸裕先生、堅田侑作先生、森 紀和子先生、加藤圭一先生、坪田欣也先生、後藤 浩先生、小田真由美先生、羽鳥 恵先生、そして現在の violet 光研究や本研究のデータ入力などを手伝って下さった池田真一先生、四倉絵里沙先生、田中康久先生、重野雄太氏、増井佐千子氏に感謝申し上げます。なお本報告の一部の研究は JSPS 科研費 26861467 の助成を受けたものです。

文献

1）He M et al: Effect of Time Spent Outdoors at School on the Development of Myopia Among Children in China: A Randomized Clinical Trial. JAMA 314: 1142-8, 2015

2）French AN et al: Time outdoors and the prevention of myopia. Exp Eye Res 114: 58-68, 2013

3）Sherwin JC et al: The association between time spent outdoors and myopia in children and adolescents: a systematic review and meta-analysis. Ophthalmology 119: 2141-51, 2012

4）Sherwin JC et al: The association between time spent outdoors and myopia using a novel biomarker of outdoor light exposure. Invest Ophthalmol Vis Sci 53: 4363-70, 2012

5）Guggenheim JA et al: Time outdoors and physical activity as predictors of incident myopia in childhood: a prospective cohort study. Invest Ophthalmol Vis Sci 53: 2856-65, 2012

6）Dirani M et al: Outdoor activity and myopia in Singapore teenage children. Br J Ophthalmol 93: 997-1000, 2009

7）Rose KA et al: Outdoor activity reduces the prevalence of myopia in children. Ophthalmology 115: 1279-85, 2008

8）Ip JM et al: Role of near work in myopia: findings in a sample of Australian school children. Invest Ophthalmol Vis Sci 49: 2903-10, 2008

9）Jones LA et al: Parental history of myopia, sports and outdoor activities, and future myopia. Invest Ophthalmol Vis Sci 48: 3524-32, 2007

10）Yazar S et al: Myopia is associated with lower vitamin D status in young adults. Invest Ophthalmol Vis Sci 55: 4552-9, 2014

11）Mutti DO: Vitamin D may reduce the prevalence of myopia in Korean adolescents. Invest Ophthalmol Vis Sci 55: 2048, 2014

12）Choi JA et al: Low serum 25-hydroxyvitamin d is associated with myopia in korean adolescents. Invest Ophthalmol Vis Sci 55: 2041-7, 2014

13）Cohen Y et al: Dependency between light intensity and refractive development under light-dark cycles. Exp Eye Res 92: 40-6, 2011

14）Karouta C, Ashby RS: Correlation between light levels and the development of deprivation myopia. Invest Ophthalmol Vis Sci 56: 299-309, 2015

15）Lundberg K et al: Physical activity and myopia in Danish children-The CHAMPS Eye Study. Acta Ophthalmol 3: 134-41, 2017

16）Williams KM et al: Association Between Myopia, Ultraviolet B Radiation Exposure, Serum Vitamin D Concentrations, and Genetic Polymorphisms in Vitamin D Metabolic Pathways in a Multicountry European Study. JAMA Ophthalmol 135: 47-53, doi: 10.1001/jamaophthalmol.2016.4752, 2017

17）Morgan IG, Rose KA: ALSPAC study does not support a role for vitamin D in the prevention of myopia. Invest Ophthalmol Vis Sci 55: 8559, 2014

18）Torii H et al: Violet Light Transmission is Related to Myopia Progression in Adult High Myopia. Sci Rep 7: 14523, 2017

19）Torii H et al: Changes in Higher-Order Aberrations After Iris-Fixated Phakic Intraocular Lens Implantation. J Refract Surg 29: 693-700, 2013

20）Torii H et al: Violet Light Exposure Can Be a Preventive Strategy Against Myopia Progression. EBioMedicine 15: 210-219, 2017

21）Wallman J et al: Extreme myopia produced by modest change in early visual experience. Science 201: 1249-51, 1978

22）Stone RA et al: Development of Experimental Myopia in Chicks in a Natural Environment. Invest Ophthalmol Vis Sci 57: 4779-89, doi: 4710.1167/iovs.4716-19310, 2016

23）Lan W et al: Changes in dopamine and ZENK during suppression of myopia in chicks by intense illuminance. Exp Eye Res 145: 118-124, 2016

24）Lan W et al: Intermittent episodes of bright light suppress myopia in the chicken more than continuous bright light. PLoS One 9: e110906, 2014

25） Rada JA et al: Identification of RALDH2 as a visually regulated retinoic acid synthesizing enzyme in the chick choroid. Invest Ophthalmol Vis Sci 53: 1649-62, 2012

26） Cohen Y et al: Ambient illuminance, retinal dopamine release and refractive development in chicks. Exp Eye Res 103: 33-40, dpi: 10.1016/j.exer.2012.1008.1004, 2012

27） Stone RA et al: Image defocus and altered retinal gene expression in chick: clues to the pathogenesis of ametropia. Invest Ophthalmol Vis Sci 52: 5765-77, doi: 5710.1167/iovs.5710-6727, 2011

28） Ashby RS, Schaeffel F: The effect of bright light on lens compensation in chicks. Invest Ophthalmol Vis Sci 51: 5247-53, 2010

29） Feldkaemper MP et al: Insulin acts as a powerful stimulator of axial myopia in chicks. Invest Ophthalmol Vis Sci 50: 13-23, 2009

30） Rada JA, Wiechmann AF: Melatonin receptors in chick ocular tissues: implications for a role of melatonin in ocular growth regulation. Invest Ophthalmol Vis Sci 47: 25-33, 2006

31） Schmid KL, Wildsoet CF: Inhibitory effects of apomorphine and atropine and their combination on myopia in chicks. Optom Vis Sci 81: 137-47, 2004

32） Liu J et al: Emmetropisation under continuous but non-constant light in chicks. Exp Eye Res 79: 719-28, 2004

33） Schippert R et al: Relative axial myopia in Egr-1（ZENK）knockout mice. Invest Ophthalmol Vis Sci 48: 11-7, 2007

34） Fischer AJ et al: Light- and focus-dependent expression of the transcription factor ZENK in the chick retina. Nat Neurosci 2: 706-12, 1999

35） Xiong S et al: Time spent in outdoor activities in relation to myopia prevention and control: a meta-analysis and systematic review. Acta Ophthalmol. 95: 551-566, doi: 510.1111/aos.13403, 2017

36） Tang Y et al: The Association of Outdoor Activity and Age-Related Cataract in a Rural Population of Taizhou Eye Study: Phase 1 Report. PLoS One 10: e0135870, 2015

37） 仙田 満：子どもとあそび—環境建築家の眼—．岩波書店，東京，1992

38） Jin JX et al: Effect of outdoor activity on myopia onset and progression in school-aged children in northeast China: the Sujiatun Eye Care Study. BMC Ophthalmol 15: 73, 2015

39） Wu PC et al: Outdoor activity during class recess reduces myopia onset and progression in school children. Ophthalmology 120: 1080-5, 2013

第2章

近視進行予防の実際

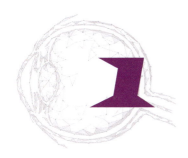

1 低濃度アトロピン点眼による近視進行抑制

京都府立医科大学眼科学教室
稗田　牧、木下　茂 Osamu Hieda, Shigeru Kinoshita

重要なポイント

 日本人学童への低濃度アトロピン点眼効果は未定

 1%アトロピンは点眼中止後リバウンドがある。

 成人の眼精疲労と学童の近視化は関連アリ？

I. アトロピンとは

　アトロピン（atropine）はムスカリン受容体阻害剤である。神経の末端から放出される神経伝達物質であるアセチルコリン（acetylcholine：ACh）で刺激される受容体は、ニコチン受容体とムスカリン受容体に大別される。ムスカリン受容体は副交感神経の神経終末に存在し、副交感神経の活動を制御する。アトロピンはこのムスカリン受容体を競合的に阻害することにより拮抗薬として働き、散瞳、調節麻痺、心拍数の増大などを起こす。

　アトロピンは、ナス科のベラドンナ植物由来有機化合物である。ベラドンナとはイタリア語で美しい女性を意味し、女性が瞳孔を拡張させるために使用したことからきている。眼に対する作用として、散瞳効果は30〜40分で最大となり12日間程度継続する。調節麻痺効果は2〜3時間で最大効果を示し2週間程度継続するとされている。虹彩色素が多い眼では効果の発現が遅く、効果の消失に時間がかかる[1]。

II. アトロピン点眼による子供の近視治療

　アトロピンの近視進行予防効果を明らかにする研究が注目されている。実際、シンガポールのAtropine for the treatment of childhood myopia-1（ATOM-1：アトムワン）研究によりアトロピンの近視進行抑制効果のエビデンスが示された[2]。研究結果を要約すると、この試験では400人の6〜12歳の小児の片眼に1日1回1%アトロピンもしくは偽薬を2年間点眼して

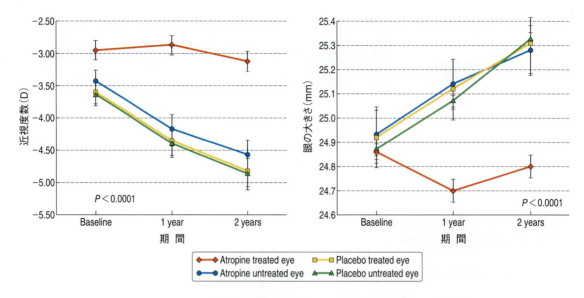

図1 1%アトロピン点眼の効果（文献2より改変して転載）

ATOM-1の結果
1%アトロピン点眼により2年間の平均で近視はわずかに進行し、眼軸は不変だった。

効果を比較している。その結果、2年経過後でアトロピン点眼群は、平均で0.28Dほど近視化したものの、点眼していなかった眼では1D以上の近視化がみられた。眼軸長は、アトロピン点眼群においては開始時とほぼ同じであったが、点眼していなかった眼では平均0.38 mmの伸長が認められた（図1）。このように1%アトロピン点眼は近視の進行および眼軸伸長を抑制する効果があることが確認されたといえる。

しかし、1%アトロピン点眼を中止した状態で1年間経過を観察したところ、2年間1%アトロピン点眼をした眼は急激に近視が進行し、眼軸長が伸長した。1%アトロピン点眼の中止後にリバウンド現象が起きたのである（図2）[3]。そこで、アトロピンを0.5%、0.1%、0.01%に希釈してATOM-2研究が行われた[4]。今回は400人の6～12歳の両眼に1日1回2年間点眼して濃度ごとの近視進行を比較した。その結果、濃度依存性に近視進行が抑制される結果であったが、ATOM-1研究の偽薬群に比較すると、0.01%であっても近視進行は抑制されていた。アレルギー性結膜炎や接触性皮膚炎は0.01%点眼では認められなかった。さらに点眼を中止した後の1年の経過をみると、0.5%、0.1%ではみられたリバウンドが0.01%では認められなかった（図3）[5]。

ATOM-2研究では3年目での点眼中止後1年間で0.50D以上近視化した場合には、すべての群で0.01%アトロピンを2年間追加点眼した。最終的に5年間の経過観察で、0.01%点眼で投薬を開始した群が最も近視進行が少なく、これはATOM-1研究の偽薬群の2年半の近視進行とほぼ同程度であった。したがって、0.01%アトロピン点眼は50%近視を抑制するとの結論がなされている（図4）[6]。

近視進行予防の実際 2

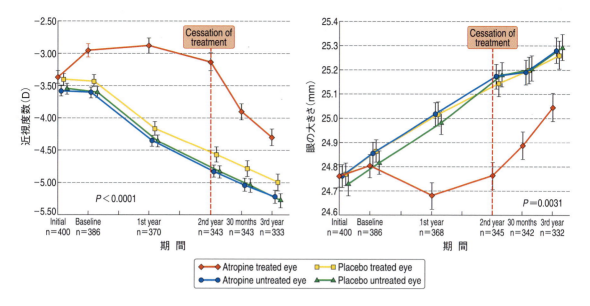

図2　1%アトロピン点眼後のリバウンド（文献3より改変して転載）
ATOM-1の続報
1%アトロピン点眼の中止後に急激に近視が進行し、かつ眼軸も伸長した。

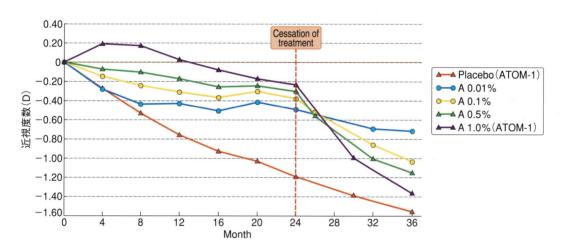

図3　0.01%アトロピン点眼にリバウンドなし（文献5をもとに作成）
ATOM-2、第2期の結果
0.01%アトロピンでは点眼中止後にリバウンドがないので、3年の経過ではより高濃度点眼より近視進行が抑制されている。

III. アトロピンの作用機序

　アトロピンで近視進行が抑制されるメカニズムは明らかになっていない。調節麻痺作用による過剰な調節の緩和、直接的な強膜の合成阻害、瞳孔散大による光学的影響、もしくは強

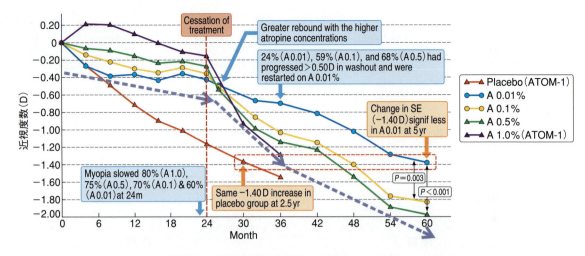

図4 ATOM-2の第三期の結果（文献6より改変して転載）

点眼中止中に近視進行している症例に、0.01％アトロピン点眼が再開された。0.01％点眼で治療開始すると5年間で偽薬の2.5年分の近視進行にとどまる。

膜へのクロスリンキング効果、などが提唱されている。

　Optical coherence tomography（OCT）の進歩により脈絡膜厚の眼軸に与える影響が明らかになっている。アトロピンと類似したムスカリン受容体拮抗薬であるホマトロピンは点眼後30分で、脈絡膜が肥厚することによる眼軸の短縮が観察されている[7]。逆に近業[8]や遠視性ボケ像[9]では脈絡膜の菲薄化による眼軸の伸長が認められている。ムスカリン受容体拮抗薬が脈絡膜血流の増加を促し、脈絡膜を肥厚させることで眼軸長を短縮させ、間接的に強膜の伸長を抑制することで、近視進行抑制に働いている可能性がある。

IV. アトロピンの問題点

　アトロピン点眼の無効例の存在も知られている。ATOM-1研究によると1％アトロピン点眼を行っていても2年間で近視が1D以上進行する症例が13.9％存在していた。ATOM-2研究では0.01％点眼であっても、近見障害や羞明のため調光レンズを処方した例が6％存在していた。学童への長期投与の安全性について未知の部分があることについては留意しなくてはいけない。

　東京医科歯科大学のグループは6〜12歳に対し0.01％アトロピン点眼を両眼に1日1回2週間点眼したところ、明所で平均0.7 mm瞳孔が散大し、調節力が平均2D低下したことを報告している[10]。いずれもシンガポールからの既報よりも少なく、わが国の学童における0.01％アトロピン点眼の作用に違いがある可能性が示唆されている。

V. ATOM-J（Japan）

　現在、日本において 0.01％アトロピン点眼を使用した二重盲検試験（ATOM-J）が進行中である（http://atom-j.net/）。0.01％アトロピン点眼の効果はまだ 1 施設の 80 人程度で観察されたにすぎず、ATOM-2 研究には前向きのコントロールがなかった。ATOM-J はシンガポールでも行われていない偽薬と 0.01％アトロピン点眼の二重盲検ランダム化比較試験であり、約 180 人の 6〜12 歳の両眼に 1 日 1 回 2 年間点眼し近視進行の程度を比較している。ベースラインで 1.0 以上の眼鏡視力となる眼鏡を処方し、以下半年ごとに調節麻痺下屈折度数と眼軸長を測定して、眼鏡矯正視力が 1.0 以上でない場合には再度眼鏡を処方した。点眼中止後 1 か月の時点のアトロピンの効果がなくなった時点でも最終測定を行った。

　ATOM-J は日本各地に散在する 7 大学の多施設研究である。0.01％点眼は ATOM 研究を行ったシンガポールの施設の協力のもと GMP 規格で製造された点眼薬を輸入している。現在、2 年間の経過観察が終了したところであり、統計解析の結果は 2019 年度内に報告する予定である。

VI. 低濃度アトロピンの作用機序〜近視と調節痙攣と副交感神経優位

　近視進行に際しては副交感神経系が優位になることが知られている。このため、毛様体筋の緊張による屈折度の近方化が生じるとされている。副交感神経優位では、一般に、屈折度の近方化、調節微動の増大、縮瞳が生じているはずである。少なくとも大人ではそうである。この副交感神経優位の悪循環から解き放つためには低濃度アトロピンが有効であると思われる。

　一方で、我々は 1980 年代後半から 2000 年代前半にかけて赤外線オプトメーターを用いて成人の VDT 作業による調節障害を検討してきた。この VDT 作業（テクノストレス眼症）で生じていることは、基本的には調節緊張であり、屈折度の近方化、調節微動の増大、縮瞳という副交感神経系が優位な状態になっている。同様のことは飲酒でも生じるし、24 時間覚醒のような全身疲労負荷でも生じ得る。そこで、当時、20〜40 倍希釈の低濃度サイプレジン点眼が調節緊張型の眼精疲労に有効であることを示してきた[11][12]。

　素朴で本質的な疑問が生じてくる。それは、学童期における近視進行抑制を狙った低濃度アトロピン点眼の効果と成人の眼精疲労への低濃度サイプレジン点眼の効果は、視機能に関わる副交感神経系優位による毛様体筋の緊張という共通した生理的あるいは病的眼疲労から脱却するための方法なのであろうか？

　Toates の仮説を今一度想い出してみよう（図 5）。ヒトの目が暗黒のなかにある場合、あるいはターゲットがない場合、何処に焦点が合っているかという命題がある。前者は dark focus of accommodation、後者は empty field といわれるものである。平たくいえば、真っ暗でターゲットがない場合に屈折度はどうなっているか？　あるいは、パイロットが雲一つ無い

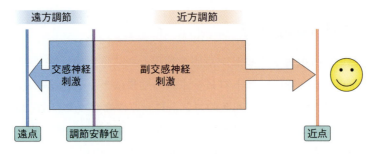

図5　調節のメカニズム
Toatesの仮説（Physiol Rev 52: 828, 1972）の概念図

ところで遠方を見ている場合、屈折度はどうなっているか？　というものである。このときの屈折度が調節安静位と考えられ、そこより近点側に屈折度を持ってくるのが副交感神経系、そこより遠点側に持って行くのが交感神経系と想定されている。したがって、学童では近業作業の時間が増えて近見優位になるのみならず、調節安静位も近方へとシフトしていくと想像される。このような状態が未知の機序により眼軸伸長を助長しているはずである。

であれば、近視進行と眼精疲労の関係はどうであろうか？　学童期から青年期にかけては、一般的には生体に大きな可塑性があると想像される。したがって、子どもでは、近視進行に日常的に遭遇するが、眼精疲労にはあまりお目にかからない。一方、成人では、病的近視はともかくとして、軽度から中等度近視では継続的に進行する近視には遭遇しない。逆に、眼精疲労が増えてくる。したがって、近業作業による副交感神経優位が学童期には近視進行を、成人には眼精疲労を生じると考えても不思議ではない。目の組織の年齢による可塑性の違いで、日常的な副交感神経優位という視覚負荷の結果が異なって出てくるという仮説（妄想？）は、我々には非常に魅力的なものとなっている。いずれにしても、低濃度アトロピン点眼および低濃度サイプレジン点眼は、近視進行抑制あるいは眼精疲労には理論的には有効なはずであり、日本の二重盲検試験の結果が待ち遠しいものである。

文献

1) Havener WH: Havener's Ocular Pharmacology, 6th edition. 140, Mosby, St. Louis, 1994
2) Chua WH et al: Atropine for the treatment of childhood myopia. Ophthalmology 113: 2285-91, 2006
3) Tong L et al: Atropine for the treatment of childhood myopia: effect on myopia progression after cessation of atropine. Ophthalmology 116: 572-9, 2009
4) Chia A et al: Atropine for the treatment of childhood myopia: safety and efficacy of 0.5％, 0.1％, and 0.01％ doses（Atropine for the Treatment of Myopia 2）. Ophthalmology 119: 347-54, 2012
5) Chia A et al: Atropine for the treatment of childhood myopia: changes after stopping atropine 0.01％, 0.1％ and 0.5％. Am J Ophthalmol 157: 451-457.e1, 2014
6) Chia A et al: Five-Year Clinical Trial on Atropine for the Treatment of Myopia 2: Myopia Control with Atropine 0.01％ Eyedrops. Ophthalmology 123: 391-9, 2016

7) Sander BP et al: The effect of topical adrenergic and anticholinergic agents on the choroidal thickness of young healthy adults. Exp Eye Res 128: 181-9, 2014

8) Woodman EC et al: Axial length and choroidal thickness changes accompanying prolonged accommodation in myopes and emmetropes. Vison Res 72: 34-41, 2012

9) Read SA et al: Human optical axial length and defocus. Invest Ophthalmol Vis Sci 51: 6262-9, 2010

10) 西山友貴ほか：低濃度アトロピン点眼の副作用について．日眼会誌 119: 812-6, 2015

11) 近江源次郎ほか：塩酸シクロペントラート単回点眼の調節・瞳孔におよぼす影響について．日眼会誌 95: 1099-104, 1991

12) 木下 茂ほか：屈折・調節の基礎と臨床 調節障害の病態と治療．日眼会誌 98: 1256-68, 1994

2 オルソケラトロジーによる近視進行抑制

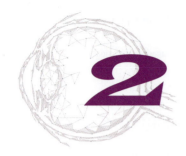

筑波大学医学医療系眼科
平岡　孝浩 Takahiro Hiraoka

重要なポイント

 オルソケラトロジーによる近視進行抑制効果のエビデンスレベルは高い。

 長期にわたる有効性および安全性の報告も徐々に増加している。

 軸外収差の改善が主たるメカニズムと考えられている。

 低濃度アトロピン点眼との併用療法も期待されている。

 治療中止後のリバウンドについては不明であり，今後明らかにされる必要がある。

はじめに

　オルソケラトロジー（orthokeratology：OK）継続中は角膜中央部がフラット化し，屈折が正視に近い状態に矯正されるため，本来の屈折を評価することが難しい。レンズ装用を数週間中止すれば角膜形状が回復するため正しい屈折評価が可能となるが，経過が良好な症例に対して数週間もの装用中止を強いるのは困難極まりない。そこで眼軸長測定により軸性近視を評価することが重要となるが，古くは接触式の超音波眼軸長測定装置が主流であり，小児に対して正確な測定を行うことは難しかった。しかし，2002年に非接触式の光学式眼軸長測定装置が登場すると，小児に対する眼軸長測定も簡便かつ正確となり，臨床研究が加速された。近年では非常に質の高い研究が多数行われ，エビデンスが着実に積み上げられている。このような背景のなか，アジア諸国では近視進行抑制を目的としたOKが広く普及し，欧米にもその波が及んでいる。本稿ではOKの近視進行抑制効果について既報をレビューし，提唱されているメカニズムや今後の課題について概説する。

I. 眼軸長評価の重要性

上記のように OK の臨床研究においては屈折変化（近視進行）を評価することが難しいため、眼軸長での評価がゴールドスタンダードとなっている。したがって、"眼軸長伸長（抑制）"と"近視進行（抑制）"をほぼ同義として以下に使用することを予めお断りしておく。

OK による近視進行抑制効果が学術的に確認されたのは比較的新しく、初報は 2004 年のケースレポートである。Cheung ら[1]は、片眼だけ OK 治療を行っていた男児の 2 年間の眼軸長の伸びを調べたところ、僚眼 0.34 mm に対して治療眼は 0.13 mm であり、半分以下に抑制されていることを報告した。その後、学童を対象とした 2 つのパイロットスタディが行われ[2][3]、Cho ら[2]の報告では眼鏡装用対照群よりも 46％の抑制、Walline ら[3]の報告ではソフトコンタクトレンズ（SCL）装用対照群と比較して 56％の眼軸長伸長抑制効果が示された。ただし、これらの研究では対照群の設定に問題があり、他の報告からの引用データ（historical data）を用いて比較しているためエビデンスレベルは低い（Level 2b）と言わざるを得なかった。

II. 日本人での効果

わが国においても複数の研究報告がある。2011 年、Kakita ら[4]は非ランダム化比較試験（Level 2a）により OK 治療群は眼鏡対照群よりも 2 年間で 36％の眼軸長伸長抑制効果が達成されていることを確認した。2014 年の中村らの報告[5]では 2 年間で約 42％の抑制、2016 年の前川らの報告[6]では約 20％の眼軸長伸長抑制効果が確認されている。

III. ランダム化比較試験とメタ解析研究

香港の Cho ら[7]により ROMIO（Retardation of Myopia in Orthokeratology）スタディという世界初のランダム化比較試験（randomized controlled trial：RCT）が行われ（Level 1b）、OK 群は単焦点眼鏡群と比較して 2 年間で 43％の眼軸長伸長抑制が達成されており、治療開始年齢が若い（7〜8 歳）ほうが抑制効果が強く得られていることが確認された。さらに 2015 年に入って、エビデンスレベルが最も高い Level 1a に属するメタ解析（meta-analysis）論文が立て続けに 4 報パブリッシュされた。いずれの報告も OK は眼鏡や SCL 装用の対照群と比較して有意に眼軸長の伸長を抑制し、安全性も許容できると結論付けられている[8]~[11]。また、中等度〜強度近視のほうが弱度近視よりも抑制効果が強く現れ、白人よりも中国（アジア）人で抑制効果が強いと報告されている[8]。

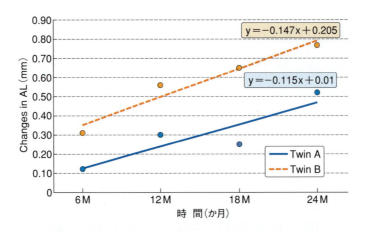

図1　Twin studyの結果（文献12より引用）

OK治療を行ったTwin A（青）は眼鏡装用のTwin B（赤）よりも眼軸長変化量が明らかに小さい。6か月時点で眼軸長の伸びは半分以下であり、近似直線をみると経過とともにその差が開いていくことがわかる。つまり遺伝背景や環境要因を一致させてもOKは有効であることが示された。

IV. 双生児研究

　Twin studyも行われている。一卵性双生児のうち1例はOK、もう1例は単焦点眼鏡が処方され、前向きに2年間の変化が検討されているが、OK治療を受けた児は眼軸長の伸びが明らかに抑制されており[12]、つまり遺伝背景や環境要因を一致させた条件でもOKは有効であることが示された（図1）。

V. 適応の拡大

　強度近視眼に対してOKを用いて4Dだけ部分的な近視矯正を行い、残存した近視度数に対して眼鏡を装用させるという研究が行われ（partial reduction OK）、極めて強い眼軸長伸長抑制効果（63%）が確認された[13]。また比較的強い乱視（3.50Dまで）を有する近視眼を対象としたトーリックOKレンズを用いた2年間の治療効果が検討され（TO-SEEスタディ）、やはり強い眼軸長伸長抑制効果（52%）が確認された[14]。このように近視進行抑制を目的としたOKの適応範囲が近年拡大していることも興味深い。もちろん成長期の眼軸長伸長を完全に抑制することはできないが、これらの既報に基づけば2年間で3〜6割程度の抑制効果が期待できるといえる（図2）。

VI. 長期効果

　前述した臨床研究はいずれも2年間に限局されていたため、Hiraokaら[15]は5年間へと観

近視進行予防の実際 2

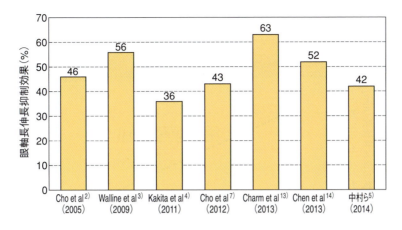

図2　OK 眼軸長伸長抑制効果の既報比較

代表的な研究を列挙した。いずれも 2 年間の臨床研究であり、対照群（単焦点眼鏡もしくは SCL）に対してどの程度の眼軸長伸長抑制効果が得られたかをグラフ化している。その抑制効果は 3～6 割程度期待でき、非常に有望な数値であるといえる。

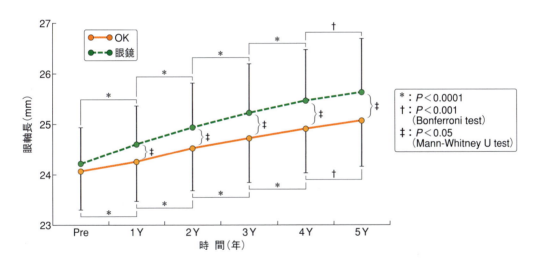

図3　OK 群と眼鏡群における 5 年間の眼軸長変化（文献 15 より改変して転載）

両群とも年々有意に眼軸長は伸長していくが、OK の伸びは明らかに小さく、群間の有意差が認められる。5 年間で約 3 割の抑制効果が確認された。

察期間を延長したプロスペクティブスタディを行った。その結果、眼鏡群、OK 群ともに眼軸長は年々着実に延長していくものの、OK 群の伸びは明らかに小さく、5 年間で約 3 割の眼軸長伸長抑制効果を有することが判明した（図 3）。また治療開始年齢が早いほど近視進行抑制効果が強く得られる可能性が示唆された（図 4）。さらに 7 年[16]および 10 年[17]の研究結果も近年報告され（図 5）、長期にわたる近視進行抑制効果と安全性が確認されている。

2. オルソケラトロジーによる近視進行抑制　61

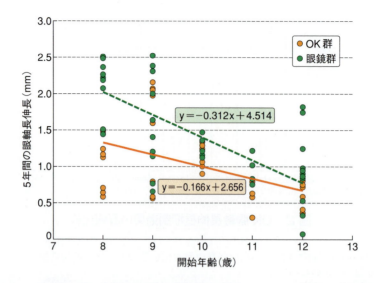

図4　開始年齢と眼軸長伸長の関係（文献15より改変して転載）

OK群、眼鏡群いずれも治療開始年齢が若いほうが、5年間トータルでの眼軸長伸長が大きいという相関が認められた。若いほうが眼球の発育は盛んなので当たり前の結果ではあるが、興味深いのは両者の近似直線の傾きに大きな差がある点である。OK群では対照群の約半分の傾きとなっている。つまり8歳で治療を開始したほうが12歳で開始するよりも抑制効果が強く得られるということを示唆している。

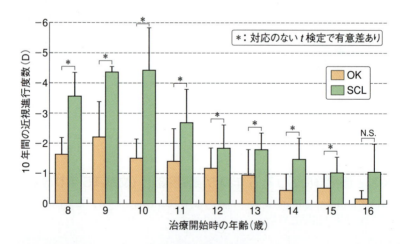

図5　治療開始年齢ごとの10年間近視進行比較（文献17より改変して転載）

横軸は治療開始年齢、縦軸は10年間での近視進行度数を示す。たとえば8歳で治療を開始した場合、OKでは10年間で約1.60Dの近視進行がみられるが、単焦点SCL群では約3.50Dであり、有意差をもってOK群での近視進行が抑制されているのがわかる。同様に、いずれの開始年齢においてもOK群の近視進行はSCL群よりも抑制されており、16歳以外では有意差が認められた。

VII. 急速進行症例の検討

Cho ら[18]は ROMIO スタディ[7]と TO-SEE スタディ[14]の結果を再解析し、急速な近視進行（rapid progression）について詳細な検討を行った。その結果、OK は rapid progression のリスクを有意に低下させ、早期（6～8歳）に開始した症例のほうが抑制効果が強く発現されていることを見出した。それゆえ、（両親ともに近視眼であるなど）将来の近視進行が危惧される症例においては早期に治療を開始することを推奨している。

VIII. 近視進行抑制機序

OK により眼軸長の伸長が抑制されるメカニズムとしてとしては、Smith ら[19]が提唱した軸外収差理論が支持されている。Smith ら[19]はサル眼を用いて周辺網膜（軸外）におけるボケ像が眼軸長延長や近視進行に寄与することを証明した。通常の単焦点眼鏡やコンタクトレンズによる近視矯正では、周辺部網膜に遠視性焦点ボケが生じるが、OK では角膜中央が扁平化すると同時に周辺角膜が厚くなるため、周辺部での屈折力が強くなり遠視性焦点ボケが改善する。そのため、眼軸長の過伸展が抑制されると考えられている（図6）。

別の機序として高次収差と近視進行の関連が近年注目されており、高次収差増加と眼軸長

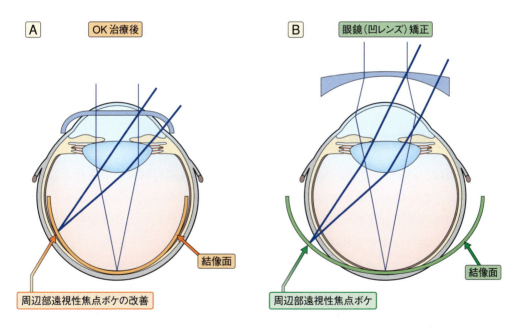

図6　OK と眼鏡矯正の周辺部光学特性の違い

眼鏡で近視矯正すると、周辺部に遠視性デフォーカス（焦点ボケ）を生じ、これが眼軸長を伸長させるトリガーとなると考えられている。OK 後は角膜中央がフラット化し近視が軽減するとともに、周辺部角膜は肥厚・スティープ化するため周辺での屈折力が増し、その結果、周辺網膜像での遠視性デフォーカスが改善する。それゆえ焦点ボケが改善し眼軸長伸長が抑制されると考えられている。

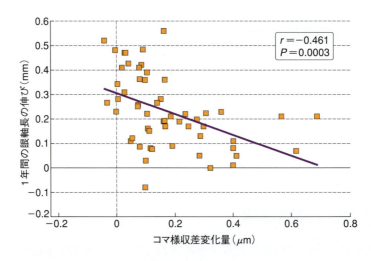

図7 コマ様収差と眼軸長延長の関係（文献20より改変して転載）
OK開始後のコマ様収差増加量が大きいほど眼軸長の伸びが小さい。つまり高次収差は眼軸長伸長に抑制的に働いている可能性を示唆している。

伸長に有意な負の相関が存在することが報告されている（図7）[20)21)]。つまり、高次収差の増加が大きい症例では眼軸長が伸びにくくなっているという現象が確認されたわけだが、高次収差には偽調節量の増加や焦点深度の拡大効果があるため[22)]、特に近業時の調節負荷を軽減する可能性が示唆されている[20)]。このメカニズムに関してはさらに検証される必要があるが、近視の発生や進行のメカニズムは極めて複雑で単一のメカニズムでは説明できない可能性が高い。多因子が複雑に絡み合っているうえに個々の眼球においてもバリエーションが多いことが、その解明を困難にしていると考えられる。

IX. 他の矯正法との比較

既報によれば、1％アトロピン点眼はOKよりも強い近視進行抑制効果を有すると考えられるが、さまざまな局所・全身副作用により学童への導入は現実的に困難である。特に調節麻痺・散瞳に伴う調節力低下や羞明は必発であるが、OKにはそのような副作用はなく、裸眼視力の改善を図りながら近視進行抑制効果を得るというメリットがある。近年、低濃度（0.01％）アトロピン点眼を用いた近視抑制が試みられているが[23)]、副作用が劇的に軽減しており、今後の広い臨床応用が期待される。

また多焦点SCLに関してもOKに匹敵する効果が報告されており[24)～26)]、今後さらに有効なデザインが開発される可能性がある。多焦点SCLのメリットは角膜の変形をもたらさないことと就寝時装用が不要となることが挙げられ、通常のSCLとハンドリングやケア方法は変わらないため一般的に受け入れられやすい。しかしデメリットとして、小学校の低学年には処方が難しいことが挙げられる。なぜなら終日装用のCLは自分で装脱着できる場合に

限り処方するのが原則であり、装用中にトラブルが生じても最低限の対処（脱着等）は患者自身に求められるからである。一方、OK 装用は就寝時だけなので、装脱着は親が家庭で管理できることが強みで比較的低年齢から開始できるという利点がある。小学校の低学年ではOK による近視進行抑制を行い、高学年になったら多焦点 SCL に変更するという使い方もひとつのオプションとなるかもしれない。

X．OK＋低濃度アトロピン併用療法

最新トピックスとして低濃度アトロピン点眼との併用療法について紹介する。まだ 1 年間の中間報告であるが、OK と 0.01％アトロピン点眼の併用療法が OK 単独療法よりも眼軸長の伸びを 53％抑制するという衝撃的な報告がなされた[27]。OK 自体が眼軸長伸長を抑制する効果に加えて、アトロピン点眼を併用することによりさらに 5 割の抑制効果が上乗せされると考えられ極めて興味深い。このような素晴らしい研究がわが国から世界に向けて発信されたことは大変誇らしい。また中国からも学会報告のレベルではあるが類似の結果が発表されており、これらの併用療法は極めて強力な効果を発現する可能性が期待されている。相加効果のメカニズムに関しては不明であるが、低濃度アトロピン点眼により瞳孔径が軽度拡張するため、光学的なメリットをより受けやすくなる可能性や、脈絡膜の肥厚による眼軸長過伸展抑制効果などが示唆されている。

XI．注意点

処方原理上、角膜形状変化は不可避であり、生理的な影響は少なくないと考えられる。特に角膜中央部は上皮層が菲薄化するため、バリア機能が低下する可能性がある。したがって感染性角膜潰瘍には他の CL よりも注意する必要があることはいうまでもない。また発達期にある眼球に対して意図的に形状変化を強いる治療に対して、否定的な意見があるのも事実であり、手放しに本治療を推奨するわけにはいかない。レンズケアを含めた患者教育や定期検査を厳格に行うことが最低限の条件となることを強調しておく。

XII．今後の課題

治療中止後のリバウンド（近視進行抑制効果の戻り）に関してはほとんどわかっていない。また最大限の効果を得るための治療開始年齢や継続期間も不明である。加えて、介在する近視進行抑制メカニズムは依然として解明されていない。より効果的な手法の確立や光学デザインの開発のためにも真のメカニズムの解明が望まれる。まだまだ課題が多いのは事実であるが、近い将来に学童近視の予防法が確立され、強度近視や病的近視が減少することを切に願う。

文献

1) Cheung SW et al: Asymmetrical increase in axial length in the two eyes of a monocular orthokeratology patient. Optom Vis Sci 81: 653-6, 2004

2) Cho P et al: The longitudinal orthokeratology research in children (LORIC) in Hong Kong: a pilot study on refractive changes and myopic control. Curr Eye Res 30: 71-80, 2005

3) Walline JJ et al: Corneal reshaping and myopia progression. Br J Ophthalmol 93: 1181-5, 2009

4) Kakita T et al: Influence of overnight orthokeratology on axial length elongation in childhood myopia. Invest Ophthalmol Vis Sci 52: 2170-4, 2011

5) 中村 葉ほか：オルソケラトロジーによる近視進行抑制効果について．日本コンタクトレンズ学会誌 56：19-22, 2014

6) 前川ほのかほか：小学生におけるオルソケラトロジーの近視進行抑制効果の検討．視覚の科学 37：83-7, 2016

7) Cho P, Cheung SW: Retardation of myopia in Orthokeratology (ROMIO) study: a 2-year randomized clinical trial. Invest Ophthalmol Vis Sci 53: 7077-85, 2012

8) Li SM et al: Efficacy, Safety and Acceptability of Orthokeratology on Slowing Axial Elongation in Myopic Children by Meta-Analysis. Curr Eye Res 41: 600-8, 2016

9) Sun Y et al: Orthokeratology to control myopia progression: a meta-analysis. PLoS One 10: e0124535, 2015

10) Si JK et al: Orthokeratology for myopia control: a meta-analysis. Optom Vis Sci 92: 252-7, 2015

11) Wen D et al: Efficacy and Acceptability of Orthokeratology for Slowing Myopic Progression in Children: A Systematic Review and Meta-Analysis. J Ophthalmol 2015: 360806, 2015

12) Chan KY et al: Orthokeratology for slowing myopic progression in a pair of identical twins. Cont Lens Anterior Eye 37: 116-9, 2014

13) Charm J, Cho P: High myopia-partial reduction ortho-k: a 2-year randomized study. Optom Vis Sci 90: 530-9, 2013

14) Chen C et al: Myopia control using toric orthokeratology (TO-SEE study). Invest Ophthalmol Vis Sci 54: 6510-7, 2013

15) Hiraoka T et al: Long-term effect of overnight orthokeratology on axial length elongation in childhood myopia: a 5-year follow-up study. Invest Ophthalmol Vis Sci 53: 3913-9, 2012

16) Santodomingo-Rubido J et al: Long-term Efficacy of Orthokeratology Contact Lens Wear in Controlling the Progression of Childhood Myopia. Curr Eye Res 42: 713-20, 2017

17) Hiraoka T et al: Safety and efficacy following 10-years of overnight orthokeratology for myopia control. Ophthalmic Physiol Opt 38: 281-9, 2018

18) Cho P, Cheung SW: Protective Role of Orthokeratology in Reducing Risk of Rapid Axial Elongation: A Reanalysis of Data from the ROMIO and TO-SEE Studies. Invest Ophthalmol Vis Sci 58: 1411-6, 2017

19) Smith EL 3rd et al: Peripheral vision can influence eye growth and refractive development in infant monkeys. Invest Ophthalmol Vis Sci 46: 3965-72, 2005

20) Hiraoka T et al: Influence of ocular wavefront aberrations on axial length elongation in myopic children treated with overnight orthokeratology. Ophthalmology 122: 93-100, 2015

21) 前川ほのかほか：オルソケラトロジーの近視進行抑制効果と波面収差の関係の検討．視覚の科学 38：60-5, 2017

22) Buehren T, Collins MJ: Accommodation stimulus-response function and retinal image quality. Vision Res 46: 1633-45, 2006

23) Chia A et al: Atropine for the treatment of childhood myopia: safety and efficacy of 0.5％, 0.1％, and 0.01％ doses (Atropine for the Treatment of Myopia 2). Ophthalmology 119: 347-54, 2012

24) Sankaridurg P et al: Decrease in rate of myopia progression with a contact lens designed to reduce relative peripheral hyperopia: one-year results. Invest Ophthalmol Vis Sci 52: 9362-7, 2011

25) Anstice NS, Phillips JR: Effect of dual-focus soft contact lens wear on axial myopia progression in children. Ophthalmology 118: 1152-61, 2011

26) Fujikado T et al: Effect of low-addition soft contact lenses with decentered optical design on myopia progression in children: a pilot study. Clin Ophthalmol 8: 1947-56, 2014

27) Kinoshita N et al: Additive effects of orthokeratology and atropine 0.01％ ophthalmic solution in slowing axial elongation in children with myopia: first year results. Jpn J Ophthalmol 62: 544-53, 2018

近視進行予防の実際 2

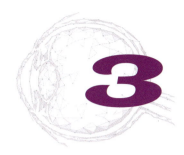

3 軸外収差低減眼鏡による近視抑制の理論と実際

大阪大学大学院医学系研究科感覚機能形成学教室
神田　寛行，不二門　尚 Hiroyuki Kanda, Takashi Fujikado

重要なポイント

 網膜上の遠視性デフォーカスが小児期の近視進行の要因のひとつと考えられている。

 網膜中心部のみならず網膜周辺部の遠視性デフォーカスも近視進行に影響すると考えられている。

 網膜周辺部の遠視性デフォーカスを低減することで近視進行を抑制することを目的とした眼鏡レンズ（MyoVision）が開発された。

 MyoVisionに対する臨床試験が日本で実施されたが、有意な近視進行抑制効果は認められなかった。

はじめに

　文部科学省の学校保健統計調査によると「裸眼視力1.0未満の者」の割合は小学校および中学校で増加傾向にある。この裸眼視力低下の主な原因は近視と推測される。世界的にみても近視の罹患率は増加傾向にある[1]。加えて、過剰な近視は近視性網膜症や網膜剝離や緑内障など重篤な視覚障害を引き起こす眼疾患のリスクファクターであることが知られている[2]。このような背景から近視進行抑制に近年注目が集まっている。

I. 眼光学的側面から見た小児の眼の発達

　近視抑制を目的としたなんらかの介入を行うとすれば、近視が進行する小児期が介入のターゲット期間となる。そこでまずは小児における眼の発達のメカニズムについて解説する。

　通常、乳児時期は軽度の遠視である。その後、成長に伴い遠視の程度が小さくなり、小学校低学年前後でほぼ正視となる。これを「正視化現象」と呼ぶ[3]。正視化現象には、眼の屈

折度に影響を及ぼす「眼軸長」、「角膜の屈折力」、「水晶体の屈折力」の変化が関与すると考えられている。Gordon らによると、眼軸長は 2 歳頃までに急速に伸長し、その後伸長速度は徐々に減弱し 10 歳を超えるとほぼ一定となる[4]。角膜の屈折力は、生後 6 か月にかけて急速に減少し、3〜4 歳を超えた頃からほぼ一定となる。水晶体の屈折力は 8 歳頃まで減少傾向が続く。

眼軸長の延長は近視を進行する方向に影響するのに対して、角膜や水晶体の屈折力の減少は近視を減弱する方向に影響する。つまり、正視化現象の途中は、成長に伴う眼軸長延長に伴う眼の屈折度の変化を、角膜や水晶体の屈折力の減少で代償していると考えることができる[3]。

正視化現象の後、通常は眼屈折度は正視付近で安定化する。しかし、一部の学童では再び眼軸長の伸長が始まり、正視から近視へと移行する。実際、学童期の眼屈折度の分布をヒストグラムに表すと、正視付近にひとつのピークができ、軽度近視の部分でもひとつのピークが生じて、二峰性の分布を呈することが知られている[5]。

II. 小児の近視進行

近視に移行した者のみに着目し、彼ら個人ごとの近視進行の過程に着目すると、「近視進行の開始時期」や「近視進行速度」には個人差がみられる[6]。全体的な傾向としては、学童期から思春期に近視進行が開始することが多く、20 代に入ると近視進行はほぼ止まる。また、近視進行開始時の年齢が若年であるほど、近視進行が速い（神田ら：第 2 回日本近視学会総会、2018）。さらに、同一人物内の近視進行速度の推移に着目すると、近視進行開始時が最も近視進行が速く、年齢を経るにつれてその速度は徐々に減弱する[6]。

これら近視進行の特徴は、遺伝的要因だけでなく環境的要因も関与していると考えられている[3]。疫学調査からは、屋外活動により近視の発生率が下がること、近業作業が多いほど近視の発生率が高くなることなどが報告されている[7] [8]。動物モデルを用いた実験近視の研究からは遠視性デフォーカス（後述）も近視進行を促す要因として報告されている。近視進行抑制を目的とした非薬物療法では、多くの場合、これら環境因子をコントロールする手法が行われている。

III. 近視進行に対する遠視性デフォーカスの影響

次に近視進行に影響すると考えられている環境要因のひとつである「遠視性デフォーカス」について解説する。

動物モデルを用いた近視研究で知られている現象のひとつにレンズ誘発性近視（lens-induced myopia: LIM）が挙げられる[9]。LIM の例として、成長過程のヒヨコの眼前にマイナスレンズを装着して飼育すると、眼軸長が延長して近視が進行することが知られている。ま

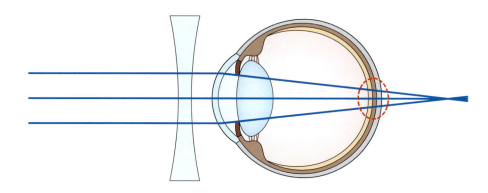

図1　遠視性デフォーカスの模式図

正視眼にマイナスレンズを装用した場合、無調節状態では平行光線束は網膜後方に焦点を結ぶ。網膜上には遠視性デフォーカスが生じる（点線で囲った部分）。

た成長期の霊長類を用いた実験でも、マイナスレンズ常時装用によって近視方向に屈折度が変化することが報告されている[10]。

　正視眼にマイナスレンズを装着すると、無調節状態において平行光線束は網膜後方に焦点を結ぶことになり、これはちょうど遠視眼と同じ状況となる。この時に生じる網膜像のボケを遠視性デフォーカスと呼ぶ（図1）。上述の動物モデルではプラスレンズの常時装用の場合には近視進行は生じないことから、網膜がデフォーカスの方向を検知し、特に遠視性のデフォーカスが眼軸長伸長を促すとみなすことができる。

　ヒトの場合、正常な調節機能を有していても、一般的に近方作業時には必要調節量よりも調節反応量が少ない状態となる。このような生理的低調節のことを調節ラグと呼ぶ。調節ラグが生じているときは、対象物からの光は網膜後方に焦点を結ぶ状態となる。言い換えると、調節ラグが生じているときは遠視性デフォーカスが生じることになる。

　Gwiazdaらは、近視の児童は正視の児童に比べて調節刺激に対する調節反応量が少ないことを報告し、これが学童期の近視進行の要因のひとつなのではないかと述べている[11]。この研究結果は、調節ラグが大きいことが近視進行を促す可能性を示唆している。これを調節ラグ理論と呼ぶ。

　詳細な説明は割愛するが、この理論に基づき調節ラグを軽減する目的で設計された累進多焦点眼鏡（progressive additional lens：PAL）が開発され、複数の臨床試験でその有効性の検証が行われた[12)13)]。これらの臨床試験に対するメタ解析によると、統計学的には有意な近視進行抑制効果が認められたものの、その効果は1年あたり平均0.14D/年程度であり、臨床的にみてPALの抑制効果は必ずしも大きいとはいえない[14]。

　調節ラグは網膜中心部の遠視性デフォーカスの程度を表す指標である。では網膜周辺部における遠視性デフォーカスは近視進行に影響があるのだろうか。Smithらは、成長期のサルの黄斑部をレーザーで限局的に損傷させて飼育した状態でも正視化現象が進むことを報告した[15]。加えて、同様の黄斑部損傷モデルに対して、眼前に半透明ゴーグルを装用させて飼育

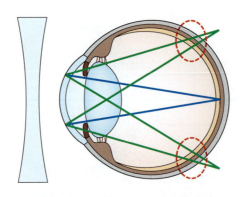

図2　網膜周辺部の遠視性デフォーカスの模式図
近視眼では通常網膜中心部に比べて網膜周辺部のほうが相対的に遠視側にシフトする。このような眼に単焦点レンズで屈折矯正を行った場合、網膜周辺部には遠視性デフォーカスが生じる（点線で囲った部分）。

させても近視進行が生じることを示した[16]。これらの結果は周辺部網膜の結像状態も近視進行に重要な役割を果たすことを示唆する。彼らは、これらの結果から網膜周辺部に遠視性デフォーカスを与えた場合も、近視進行が促されると推測した。この仮説は軸外収差理論と呼ばれる。

　近視眼では、網膜中心部に比べて網膜周辺部のほうで屈折度が相対的に遠視側にシフトしていることが多い[17]。これは眼軸長の延長により、眼球形状がちょうどラグビーボールを横にしたような形となるからだと考えられる。このような眼に対して、通常の単焦点レンズ眼鏡で屈折矯正を行うと、網膜中心部では網膜上に焦点が結ぶ。一方、網膜周辺部では網膜後方に焦点が結び遠視性デフォーカスが生じる（図2）。軸外収差理論が成り立つと仮定した場合、単焦点レンズ眼鏡で近視眼を屈折矯正すると、網膜周辺部の遠視性デフォーカスにより近視進行が促されることになる。実際、Schmidは、小児の網膜周辺部における相対的屈折異常と近視進行との間に有意な相関関係を認めたと報告している[18]。

IV. 軸外収差理論に基づいた近視進行抑制眼鏡レンズ

　それでは網膜周辺部の遠視性デフォーカスを軽減させると、単焦点レンズ眼鏡に比べて近視進行が抑制されるのだろうか。

　2010年代に入り、Carl Zeiss社では、軸外収差理論に基づいた眼鏡レンズ（商品名：MyoVision）を開発した。MyoVisionはレンズ中心部から周辺に向けて同心円状に加入度数を加えることで、網膜周辺部の遠視性デフォーカスを軽減するように設計された眼鏡レンズである。これにより、単焦点レンズに比べて近視進行を抑制させることを意図している。

　Carl Zeiss社は当初、加入度数やレンズデザインを変えた3種類のMyoVisionレンズを開発した。便宜上それぞれType Ⅰ、Type Ⅱ、Type Ⅲと呼ぶことにする。Type ⅠとType Ⅱは

累進帯がレンズ中心を取り囲むように回転対称体となっていて、加入度数がそれぞれ＋1D
と＋2Dである。一方、Type Ⅲは累進帯の形状は非対称の環状となっており、加入度数は
＋1.90Dである。

これら3種類のMyoVisionレンズの近視進行抑制効果を検証するため、Sankaridurgら
によって中国人の6歳から16歳の小児210人を対象に二重盲検単施設臨床試験が行われた[19]。
参加者は無作為に4つの群に割り付けられ、それぞれ単焦点レンズの常時装用（コントロー
ル群）、Type Ⅰレンズの常時装用（Type Ⅰ群）、Type Ⅱレンズの常時装用（Type Ⅱ群）、
Type Ⅲレンズの常時装用（Type Ⅲ群）を指示された。その後12か月にわたり経過観察が行
われた。

Type Ⅰ、Type Ⅱ、Type Ⅲ群の12か月後の近視進行度（近視度数の変化量）の平均値に
ついて、コントロール群と比較を行ったところ、どの群も統計学的に有意な差は認められな
かった。つまり、この試験ではMyoVisionレンズの有効性を実証できなかった。

ただ、彼らが探索的にサブグループ解析を行ったところ、「年齢が6歳から12歳」および
「両親のうち少なくとも1名は近視を有すること」という条件を満たす参加者に限定すると、
Type Ⅲ群のほうがコントロール群に比較して、統計学的に有意に近視進行度が少なかった
ことを見出した。その差は、コントロール群に対して30％減（1年あたり平均0.29D/年の
進行抑制）だった。この数字だけみると、大きな近視抑制効果にみえる。しかし「サブグ
ループ解析から導かれた結果であること」、そして、「サブグループ解析の対象者はわずか
19名（Type Ⅲ群）と人数が少ないこと」を考慮すると、この結果はエビデンスレベルとし
てそれほど高くはない。

Ⅴ. 日本で行われたMyoVisionのType Ⅲレンズの有効性評価試験

前述の臨床試験のサブグループ解析で見出されたMyoVision Type Ⅲレンズ（以降
MyoVisionレンズと記述）の近視進行抑制効果をより高いエビデンスレベルで検証するた
め、多施設前向き無作為化比較試験が日本で実施された[20]。本臨床試験は日本眼科医会の協
力のもと、旭川医科大学、慶應義塾大学、筑波大学、東京医科歯科大学、岡山大学、京都府
立医科大学、大阪大学の共同研究により実施された。前述の臨床試験の結果を受け「エント
リー時の年齢が6歳から12歳」さらに「両親のうち少なくとも1人が近視」の条件を満た
す者のみに限定して参加者の募集が行われた。その他の主な選択基準には「エントリー時の
屈折度が－1.50Dから－4.50D」、「屈折異常以外に眼疾患を有しない者」等がある。

参加者は二重盲検下で無作為に、コントロール群（単焦点レンズ眼鏡の常時装用）または
MyoVision群（MyoVisionレンズの常時装用）に割り付けられた。経過観察期間は2年間と
した。経過観察中は6か月ごとに定期検査を実施した。検査項目はオートレフラクトメータ
を用いた他覚的屈折検査（調節麻痺下）と光干渉式眼軸長測定装置を用いた眼軸長測定など
である。参加者が装用する眼鏡レンズの度数は、非調節麻痺下での自覚的屈折値を参考に、

表1　日本で行われた MyoVision レンズの臨床試験の結果

半年ごとの屈折度変化量（上）と眼軸長変化量（下）を表す。これらの数値は年齢や性別等の被験者背景に伴う交互効果を混合効果モデルで調整した値である。各数値は調整済平均値±標準誤差で表記した。なお、ここでの屈折度は調節麻痺下での他覚的屈折検査から得られた等価球面値を表す。各経過期間においてコントロール群と MyoVision 群の間に統計学的に有意な差を認めなかった。

	初診時からの平均屈折度変化量		
	コントロール群	MyoVision 群	
経過期間（月）	屈折度変化量（D）	屈折度変化量（D）	P 値
6	−0.51±0.04	−0.50±0.06	0.902
12	−0.96±0.05	−0.91±0.08	0.567
18	−1.21±0.06	−1.21±0.09	0.986
24	−1.39±0.07	−1.43±0.10	0.654

	初診時からの平均眼軸長変化量		
	コントロール群	MyoVision 群	
経過期間（月）	眼軸長変化量（mm）	眼軸長変化量（mm）	P 値
6	0.21±0.01	0.22±0.01	0.469
12	0.39±0.02	0.42±0.02	0.263
18	0.54±0.02	0.58±0.03	0.245
24	0.69±0.03	0.73±0.04	0.283

完全屈折矯正となるようレンズ度数が決められた。経過観察中に近視進行が進み、眼鏡装用下の視力が 1.0 未満となった場合は、再び完全屈折矯正となるように眼鏡レンズの再処方が行われた。

　2 年間の経過観察を完了した 203 例（内訳：コントロール群 102 名、MyoVision 群 101 名）を対象に、混合効果モデルを用いた解析が行われた。背景因子（年齢等）による交互効果を調整した屈折度変化量はコントロール群で −1.39±0.07D（平均±標準誤差）に対して MyoVision 群は −1.43±0.10D となり、両群に統計学的に有意な差を認めなかった（$P=0.65$）。眼軸長の変化量についても同様の解析が行われたが、コントロール群が 0.69±0.03 mm の眼軸長延長に対して、MyoVision 群は 0.73±0.04 mm と、こちらも統計学的有意差を認めなかった（$P=0.28$）。念のため、6 か月、12 か月、18 か月時点でも同様の手法を用いて両群間の屈折度変化量と眼軸変化量の差についてそれぞれ比較したが、すべての時点において統計学的に有意な差を認めなかった（表1）。

VI. 軸外収差理論に基づいた眼鏡レンズの近視進行抑制に対する考察

　今回の多施設前向き無作為化比較試験では MyoVision レンズの近視進行抑制効果は実証されなかった。しかし、この結果から軸外収差理論そのものが棄却されるわけではない。実際、網膜周辺部の遠視性デフォーカスを低減させるように設計された多焦点ソフトコンタクトレンズに対する近視進行抑制効果の報告がなされている[21]。また、オルソケラトロジーに

よって近視進行抑制効果がみられることが報告されている[22]が、これはオルソケラトロジーによって網膜周辺部の遠視性デフォーカスを低減させることに起因するという意見もある。

　それではなぜ軸外収差理論に基づく眼鏡レンズでは近視進行抑制効果がみられなかったのか。その原因として、眼鏡では眼球運動によりレンズの光軸と眼球の視軸がずれてしまうことで周辺部網膜の遠視の屈折矯正効果が十分に得られなかったのではないかと考えられる。また、網膜周辺部の相対的遠視の程度は個人差があるのに対して、今回の臨床試験で用いられた MyoVision の加入度数は固定されていたため、周辺部網膜の遠視性デフォーカスを完全に取り除いたわけではない。軸外収差理論に基づいた眼鏡による近視抑制効果を向上させるためには、個人ごとの加入度数をカスタマイズした軸外収差補正レンズの開発や、低濃度アトロピン点眼との併用など、今後さらなる検討が必要である。

▌文献

1) Holden BA et al: Global Prevalence of Myopia and High Myopia and Temporal Trends from 2000 through 2050. Ophthalmology 123: 1036-42, 2016

2) Flitcroft DI: The complex interactions of retinal, optical and environmental factors in myopia aetiology. Prog Retin Eye Res 31: 622-60, 2012

3) 不二門 尚：小児の近視の進行防止. 日眼会誌 117: 397-406, 2013

4) Gordon RA, Donzis PB: Refractive development of the human eye. Arch Ophthalmol 103: 785-9, 1985

5) 所 敬, 大野京子：近視　基礎と臨床. 金原出版, 東京, 2012

6) Tokoro T, Suzuki T: Changes in ocular refractive components and development of myopia during seven years. Jpn J Ophthalmol 13: 27-34, 1969

7) French AN et al: Time outdoors and the prevention of myopia. Exp Eye Res 114: 58-68, 2013

8) Rose KA et al: Outdoor activity reduces the prevalence of myopia in children. Ophthalmology 115: 1279-85, 2008

9) Fujikado T et al: Retinal function with lens-induced myopia compared with form-deprivation myopia in chicks. Graefes Arch Clin Exp Ophthalmol 235: 320-4, 1997

10) Smith EL 3rd, Hung LF: The role of optical defocus in regulating refractive development in infant monkeys. Vision Res 39: 1415-35, 1999

11) Gwiazda J et al: Myopic children show insufficient accommodative response to blur. Invest Ophthalmol Vis Sci 34: 690-4, 1993

12) Gwiazda J et al: A randomized clinical trial of progressive addition lenses versus single vision lenses on the progression of myopia in children. Invest Ophthalmol Vis Sci 44: 1492-500, 2003

13) Hasebe S et al: Effect of progressive addition lenses on myopia progression in Japanese children: a prospective, randomized, double-masked, crossover trial. Invest Ophthalmol Vis Sci 49: 2781-9, 2008

14) Walline JJ et al: Interventions to slow progression of myopia in children. Cochrane Database Syst Rev（12）: CD004916, 2011

15) Smith EL 3rd et al: Peripheral vision can influence eye growth and refractive development in infant monkeys. Invest Ophthalmol Vis Sci 46: 3965-72, 2005

16) Smith EL 3rd et al: Effects of foveal ablation on emmetropization and form-deprivation myopia. Invest Ophthalmol Vis Sci 48: 3914-22, 2007

17) Hoogerheide J et al: Acquired myopia in young pilots. Ophthalmologica 163: 209-15, 1971

18) Schmid GF: Association between retinal steepness and central myopic shift in children. Optom Vis Sci 88: 684-90, 2011

19) Sankaridurg P et al: Spectacle lenses designed to reduce progression of myopia: 12-month results. Optom Vis Sci 87: 631-41, 2010

20) Kanda H et al: Effect of spectacle lenses designed to reduce relative peripheral hyperopia on myopia progression in Japanese children: a 2-year multicenter randomized controlled trial. Jpn J Ophthalmol 62: 537-43, 2018

21) Fujikado T et al: Effect of low-addition soft contact lenses with decentered optical design on myopia progression in children: a pilot study. Clin Ophthalmol 8: 1947-56, 2014

22) ChoP, Cheung SW: Retardation of myopia in Orthokeratology（ROMIO）study: a 2-year randomized clinical trial. Invest Ophthalmol Vis Sci 53: 7077-85, 2012

近視進行予防の実際 2

4 多焦点眼鏡の理論と近視抑制

伊丹中央眼科（伊丹市）
二宮さゆり Sayuri Ninomiya

重要なポイント

 装用中の眼鏡が近視進行に関与している。

 累進屈折力眼鏡は装用コンプライアンスが大切

 二重焦点眼鏡の近視進行抑制効果は有望

 近見眼位や調節ラグも考慮して眼鏡を選択する。

 学童に適した近視進行抑制眼鏡の探究が必要

はじめに

　眼鏡をかけると近視が進みやすい？　度の強い眼鏡をかけていると近視が進みやすい？　これらの問いに対し、つい最近まで我々眼科医は明確に答えることができなかった。しかし1990年代にヒヨコやサルなどの動物モデルにおいて、凹レンズ装用により近視化する現象（lens-induced myopia：LIM）が報告されはじめ[1)2)]、自分たちの処方している眼鏡が、実は患者の近視進行に関与している可能性があると認識せざる得なくなった。つまり、近視進行抑制治療を考えるうえで、眼鏡やコンタクトレンズをはじめとする光学的治療方法の選択は極めて重要ということである。現在、臨床的に近視進行抑制治療に用いられている光学的治療の主流はコンタクトレンズであり、なかでもオルソケラトロジーは最もエビデンスレベルが高い近視進行抑制手段として、アジアを中心に広く用いられるようになっている[3)〜6)]。また多焦点ソフトコンタクトレンズの近視進行抑制効果も報告されている[7)〜10)]。近視進行抑制治療は近視進行の主原因である眼軸長が急速に伸びる時期、つまり学童期に始めるほど効果的とされる。しかし、学童期の子供が自分でコンタクトレンズを装用し管理するのは容易ではなく、また親が子供のコンタクトレンズ装用を躊躇する場合もある。よって眼鏡という選択肢も常に欠かすことができず、どのような眼鏡ならば近視視進行抑制に対して有利に働

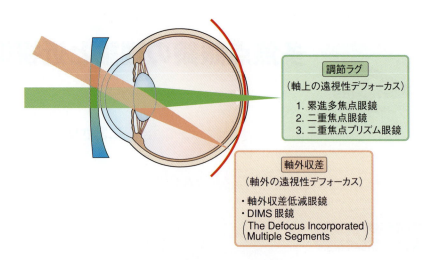

図1　調節ラグと軸外収差
軸上の遠視性デフォーカスのことを「調節ラグ」、軸外の遠視性デフォーカスのことを「軸外収差」という。

くかを探究し続ける必要がある。現在のところ近視進行抑制効果が期待されている眼鏡は、軸上の遠視性デフォーカス（調節ラグ）の低減、もしくは軸外の遠視性デフォーカス（軸外収差）の低減を狙ったものとなっている（図1）。軸外収差低減眼鏡については他項（第2章3項）を参照いただき、ここでは調節ラグ低減を目的としている眼鏡について述べる。

I. 調節ラグとは

ヒトの眼は眼前1m前後をぼんやり見ているときに調節反応が安定しており（調節安静位：tonic accommodation）[11]、そこから距離が離れるほど、網膜上にクリアな像を得ようとして調節反応を起こす。特に近見では、より近くを見ようとすればするほど調節努力が必要となり、完全に調節しきれない分として焦点が網膜後方にずれてしまう。この軸上の遠視性デフォーカスのことを調節ラグという（図2）。1993年にGwiazdaらが近視の学童は正視の学童に比べ調節ラグが大きいことを報告したことから、調節ラグは近視の進行を促す原因のひとつと推測されるようになった[12]。そして、調節ラグを減らせば近視の進行が抑制できるのではないかと考えられるようになった[13)～16)]。

II. 累進屈折力レンズ（progressive addition lens：PAL）

累進屈折力レンズ（PAL）は、通常、老視眼における調節力低下を補うためのレンズで、レンズ中心から下方に向かって徐々に度数がプラス側に加入されている（図3A）。このPALを調節力が十分にある近視学童に装用させて調節ラグを低減すれば、近視進行抑制効

近視進行予防の実際 ②

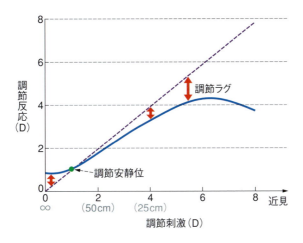

図2 調節安静位（tonic accommodation）
調節安静位は遠点に対して約1.00D近方に位置する。

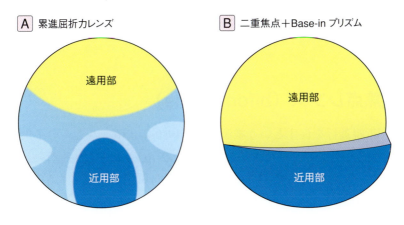

図3 多焦点眼鏡に用いられるレンズ
A：Sola社の累進屈折力レンズ（MC-PAL® Myopia Control）。近見部分が広いのが特徴である。
B：Essilor社のBase-inプリズム入り二重焦点レンズ（Myopilux® Max）

果が得られるのではないかと目論まれるようになった。1999年にLeungらは、9～12歳の学童を対象に単焦点眼鏡もしくはPAL（＋1.50Dおよび＋2.00D加入）を装用させて2年間観察している。その結果、＋2.00D加入のPAL装用群は屈折値で47％の近視進行抑制効果を認めたとして注目を浴び[17]、他施設でも追試が行われるようになった[18]。2003年にはCorrection of Myopia Evaluation Trial（COMET）グループが6～11歳の学童を対象に多施設大規模調査を行った。単焦点眼鏡とPAL（＋2.00D加入）を3年間装用させて比較し、PAL群に屈折値で14％の抑制率を認めたとしている[19,20]。その後5年間の追跡調査も行われたが、最終的な結論としてPALは統計学的に有意な近視進行抑制効果を認めるものの、臨床的な

4．多焦点眼鏡の理論と近視抑制　77

効果は期待できない程度であったことを報告している。しかしながら調節ラグが大きい症例や近見内斜位がある症例に限れば、PAL の近視進行抑制効果は期待できるとしている[21) 22)]。2008 年にわが国においても長谷部らが PAL と単焦点眼鏡の比較をクロスオーバー試験で行っている。結果は COMET グループの最終結論と同様で、PAL の近視進行抑制効果は統計学的に有意であっても臨床的な効果が期待できるほどではなかったと報告している[23)]。

　よって、調節ラグを軽減させることで近視進行抑制効果が期待された累進屈折力レンズ（PAL）は、わずかに近視進行抑制効果を示すものの、臨床的に意味のあるような効果は期待できないというのが現時点での見方である。では、なぜ学童に PAL を装用させても臨床的に意味があるような近視進行抑制効果は得られなかったのだろうか。原因のひとつとして、子供の PAL 使用の実態が関係したのではないかと推測される。PAL は"境目のない遠近両用眼鏡"といわれるだけあって、遠見は上の部分、近見は下の部分を使うという PAL の使用方法を子供に徹底することが難しい。特に子供は鼻根部が低く鼻眼鏡になりがちなので、PAL 遠用部を通して遠くも近くも見てしまうことが懸念される。また子供は老視がないため、不適切な PAL の使い方を続けていても何ら不都合を感じない。よって、子供に対して PAL を装用させても、なかなか意図した調節ラグ低減効果が得られていなかった可能性が考えられる。

III. 二重焦点レンズ（bifocal lens）

　調節と輻湊が近視進行を促すという推測から、1950 年代頃より近視の子供に対する二重焦点眼鏡処方の試みが行われていた[24) 25)]。調節および AC/A 比が近視進行に関係している可能性が示され[26) 27)]、二重焦点眼鏡（bifocal）の近視進行抑制効果に関する研究が盛んになっている。1986 年の Goss らによる子供（6～15 歳）を対象にした、単焦点眼鏡と二重焦点眼鏡を比較した後ろ向き研究によると、屈折の変化は単焦点眼鏡で－0.44D/年、二重焦点眼鏡で－0.37D/年と、二重焦点眼鏡で近視の進行が少なかったとしている[28)]。Goss らの報告を詳細にみてみると、二重焦点眼鏡（加入度数：＋0.75D もしくは＋1.00D）を処方されていたのは近見内斜位もしくは調節不全の子供であった。そして、それら近見内斜位の症例では二重焦点眼鏡の近視進行抑制効果が顕著であったとしている。近見内斜位の症例に対する二重焦点眼鏡の近視進行抑制効果を検証する報告は他にもあり、Fulk らは近見内斜位の子供に対し、＋1.50D 加入の二重焦点眼鏡の近視進行抑制効果を調べている。単焦点眼鏡と二重焦点眼鏡を 30 か月比較した結果、単焦点眼鏡では－1.24D、二重焦点眼鏡では－0.99D、の近視進行を認め、二重焦点眼鏡に 25％の近視進行抑制効果があったとしている。そして、この近視進行抑制効果は 54 か月後の観察時点においても維持されていた[29) 30)]。ちなみに PAL においても近見内斜位の症例で近視進行抑制効果が出やすかったという報告がある[31)]。

●近見内斜位

　近視なのに近見内斜位を呈する場合がある。原因としては、元々遠視で内斜位があった幼

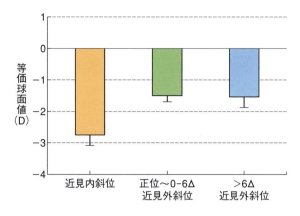

図4　近見内斜位と近視との関連（文献33 Figure 1をもとに作成）
近見内斜位がある場合、他の眼位に比べて近視が強いという傾向がある。

児が、眼の正視化現象とともに正視となり、さらに正視を通り越して近視に振れたにもかかわらず、近見時に必要以上の輻湊を行い続けてしまっている可能性がある。また、輻湊と開散は主に内直筋と外直筋の働きの釣り合いで成り立っているが、外眼筋のなかで最も大きく力の強い内直筋に比べ外直筋は薄く力も弱い。デジタル端末で長時間ゲームに興じるなど内直筋が過剰に働く環境が続くと、内直筋と外直筋の均衡が崩れ後天的に内斜位となることもある[32]。近見内斜位は近見調節に対して過剰な調節性輻湊が起こる状態であるため、二重焦点眼鏡やPALのように近見加入された眼鏡は調節の必要性を緩和し、近見内斜位の調節と輻湊の不均衡に対し有利に働くと考えられる。近見内斜位は近視の強さにも関連するという仮説もあり、Chungらが行った後ろ向き研究は結果としてそれを支持している[33]（図4）。

IV. 二重焦点レンズ＋プリズム（近用部 base-in）

　2010年と2014年のChengらによる二重焦点眼鏡の近視進行抑制効果の報告が興味深い[34)35]。単焦点眼鏡をコントロールとし、近見部に＋1.50D加入した二重焦点眼鏡と、近見部に＋1.50D加入かつ片眼3プリズム（両眼で6プリズム）をbase-inに施した二重焦点プリズム眼鏡（図3B）の近視進行抑制効果を報告している。彼らは、調節ラグを軽減させても調節性輻湊を抑制しすぎない量として近見加入度数を＋1.50Dと定め（近見外斜位の防止）（図5）、また、近見加入が誘起する調節性輻湊不足による外斜位を極限まで減らすことを目的として6プリズム base-in（両眼分）として加える設定にしたと述べている（図6）。3年間の比較では、二重焦点眼鏡は単焦点眼鏡に比べ屈折値で39％、眼軸長で30％の近視進行抑制効果がみられ、二重焦点プリズム眼鏡は単焦点眼鏡に比べ屈折値で51％、眼軸長で34％の近視進行抑制効果がみられたとしている（図7）。これらはPALを用いた研究報告に比べると突出して高い抑制率である（図8）。その理由としては、この研究に参加したのは

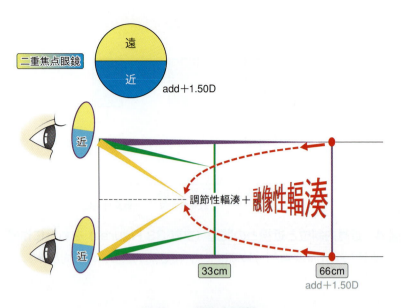

図5 二重焦点眼鏡
調節の負担が減ると調節性輻湊も減るため、複視を防ぐために融像性輻湊が多く必要となる。

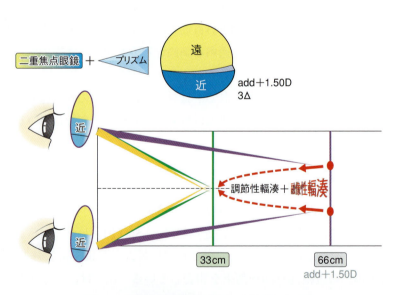

図6 二重焦点眼鏡＋base-in プリズム
Base-in プリズムによって輻湊を助けられている状態になるため、融像性輻湊は少なくて済む。

比較的近視進行割合が高い子供であったこと（平均－1.00D/年）、二重焦点レンズの場合は遠見部と近見部が明確に分かれているため子供でも正しい使い方がわかりやすく、近見はレンズ下方の近用部分で見るよう徹底しやすかったからではないかと推測されている。全体と

近視進行予防の実際

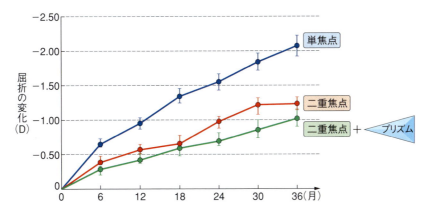

図7 Chengらによる試験の結果（文献34および35をもとに作成）
単焦点眼鏡に比べ、二重焦点眼鏡と二重焦点プリズム眼鏡には明らかな視進行抑制効果がみられた。

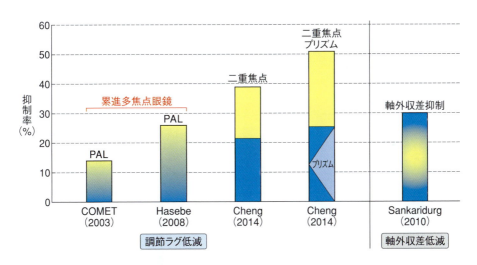

図8 特殊眼鏡の近視進行抑制率比較（屈折）
二重焦点眼鏡と二重焦点プリズム眼鏡は、累進多焦点眼鏡を用いた研究報告に比べると近視進行抑制率が高かった。

してみれば二重焦点眼鏡と二重焦点プリズム眼鏡の近視進行抑制率に有意差はなかったが、プリズム付加によって近視進行抑制効果が高まっている可能性はある。近見の眼位別にサブ解析した場合、近見外斜位症例では二重焦点眼鏡へのプリズム付加の有無に関係なく50％以上という顕著な近視進行抑制効果がみられ、正位と近見内斜位症例では二重焦点眼鏡で30％程度、プリズム付加で近視進行抑制率がさらに高くなる傾向がみられた（図9）[34)35)]。調節ラグの大きさで比較した場合、調節ラグが大きい子供では二重焦点眼鏡へのプリズム付加の有無に関係なく顕著な近視抑制効果がみられたが、調節ラグが小さい子供の場合はプリズム付加によって近視抑制効果が有意に高くなっていた（図10）[34)35)]。Chengらは、二重焦

4. 多焦点眼鏡の理論と近視抑制　81

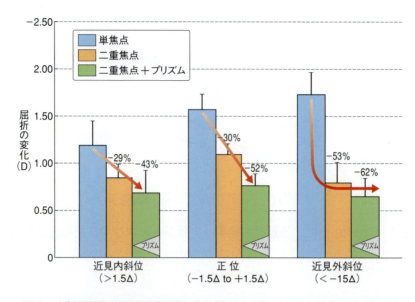

図 9　近見眼位別の解析結果（文献 34 および 35 をもとに作成）

近見外斜位症例では、二重焦点眼鏡へのプリズム付加の有無に関係なく、顕著な近視進行抑制効果がみられた。正位と近見内斜位症例では、プリズムを付加することで、さらに効果が高くなる傾向がみられた。

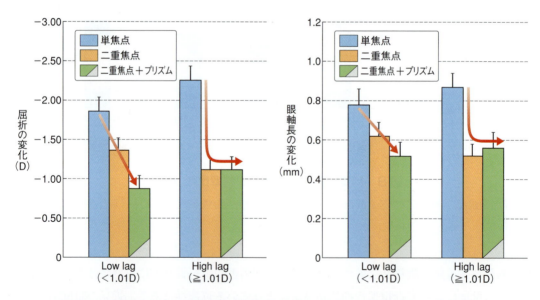

図 10　調節ラグの大きさによる比較（文献 34 および 35 をもとに作成）

調節ラグが大きい症例ではプリズムの無い二重焦点眼鏡で十分かも知れず、調節ラグが小さい症例ではプリズムを付加するほうが近視進行抑制に効果的である可能性を示唆している。

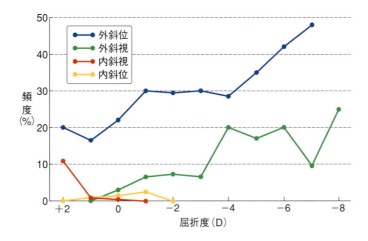

図11 屈折度と眼位異常（文献36より改変して転載）

点眼鏡にプリズムを入れるかどうかは、症例の特徴に応じて考えるべきかもしれないと述べている。つまり、近見外斜位や調節ラグが大きい症例ではプリズムの無い二重焦点眼鏡でも効果が十分であるかも知れず、近見内斜位や調節ラグが小さい症例では二重焦点眼鏡にプリズムを付加するほうが効果的になる可能性を示唆している。

●近見外斜位

近視で矯正されていない場合、近見時の調節は少なくて済む（もしくは調節の必要がない）。それゆえに調節性輻湊も起こり難く、複視を防ぐために物体の距離に合わせて融像性輻湊を余分に働かせて補うこととなる。しかし近視を矯正されないまま過ごした場合など、近見と輻湊の発達が障害されて輻湊不全から近見外斜位を呈するようになる。よって、近視では近見外斜位が合併しやすいと推測される（図11）[36)37)]。

おわりに

調節ラグを低減させる眼鏡により近視進行抑制効果が得られたという研究結果がある一方、学童期における調節ラグと近視進行の関係を否定する報告もある。2011年のBerntsenらthe Collaborative Longitudinal Evaluation of Ethnicity and Refractive Error（ClEERE）Study Groupは大規模な縦断コホート研究を行い、完全矯正眼鏡を装用させた6〜14歳の592名の学童について調節ラグの大きさと年間の近視進行速度を調べたが、両者の間に相関関係は認めなかったとしている。また、調節ラグ緩和に有利なはずの低矯正眼鏡が、完全矯正眼鏡よりも近視の進行を促したという報告もある[38)〜40)]。調節ラグが近視進行に関与しているか否か自体、まだまだ未解明な部分が多い。

文献

1）Schaeffel F et al: Accommodation, refractive error and eye growth in chickens. Vision Res 28: 639-57, 1988

2）Hung LF et al: Spectacle lenses alter eye growth and the refractive status of young monkeys. Nat Med 1: 761-5, 1995

3）Cho P et al: The longitudinal orthokeratology research in children（LORIC）in Hong Kong: a pilot study on refractive changes and myopic control. Curr Eye Res 30: 71-80, 2005

4）Walline JJ et al: Corneal reshaping and myopia progression. Br J Ophthalmol 93: 1181-5, 2009

5）Kakita T et al: Influence of overnight orthokeratology on axial elongation in childhood myopia. Invest Ophthalmol Vis Sci 52: 2170-4, 2011

6）Hiraoka T et al: Long-term effect of overnight orthokeratology on axial length elongation in childhood myopia: a 5-year follow-up study. Invest Ophthalmol Vis Sci 53: 3913-9, 2012

7）Sankaridurg P et al: Decrease in rate of myopia progression with a contact lens designed to reduce relative peripheral hyperopia: one-year results. Invest Ophthalmol Vis Sci 52: 9362-7, 2011

8）Anstice NS, Phillips JR: Effect of dual-focus soft contact lens wear on axial myopia progression in children. Ophthalmology 118: 1152-61, 2011

9）Aller TA et al: Myopia Control with Bifocal Contact Lenses: A Randomized Clinical Trial. Optom Vis Sci 93: 344-52, 2016

10）Fujikado T et al: Effect of low-addition soft contact lenses with decentered optical design on myopia progression in children: a pilot study. Clin Ophthalmol 8: 1947-56, 2014

11）Rosenfield M et al: Tonic accommodation: a review. I. Basic aspects. Ophthalmic Physiol Opt 13: 266-84, 1993

12）Gwiazda J et al: Myopic children show insufficient accommodative response to blur. Invest Ophthalmol Vis Sci 34: 690-4, 1993

13）Gwiazda J et al: A dynamic relationship between myopia and blur-driven accommodation in school-aged children. Vision Res 35: 1299-304, 1995

14）Nakatsuka C et al: Accommodative lag under habitual seeing conditions: comparison between myopic and emmetropic children. Jpn J Ophthalmol 49: 189-94, 2005

15）Mutti DO et al: Accommodative lag before and after the onset of myopia. Invest Ophthalmol Vis Sci 47: 837-46, 2006

16）Smith EL 3rd: Optical treatment strategies to slow myopia progression: effects of the visual extent of the optical treatment zone. Exp Eye Res 114: 77-88, 2013

17）Leung JT, Brown B: Progression of myopia in Hong Kong Chinese schoolchildren is slowed by wearing progressive lenses. Optom Vis Sci 76: 346-54, 1999

18）Edwards MH et al: The Hong Kong progressive lens myopia control study: study design and main findings. Invest Ophthalmol Vis Sci 43: 2852-8, 2002

19）Gwiazda JE et al: A Randomized Clinical Trial of Progressive Addition Lenses versus Single Vision Lenses on the Progression of Myopia in Children. Invest Ophthalmol Vis Sci 44: 1492-500, 2003

20）Gwiazda JE et al; the COMET Group: Five-Year Results from the Correction of Myopia Evaluation Trial（COMET）. Invest Ophthalmol Vis Sci 47: 1166, 2006

21）Correction of Myopia Evaluation Trial 2 Study Group for the Pediatric Eye Disease Investigator Group: Progressive-addition lenses versus single-vision lenses for slowing progression of myopia in children with high accommodative lag and near esophoria. Invest Ophthalmol Vis Sci 52: 2749-57, 2011

22）Gwiazda JE et al: Accommodation and related risk factors associated with myopia progression and their interaction with treatment in COMET children. Invest Ophthalmol Vis Sci 45: 2143-51, 2004

23）Hasebe S et al: Myopia Control with Positively Aspherized Progressive Addition Lenses: A 2-year, Multicenter Randomized Controlled Trial. Invest Ophthalmol Vis Sci 55 :7177-88, 2014

24）Wick RE: The use of bifocals in myopia; a case report. Am J Optom Arch Am Acad Optom 24: 368-71, 1947

25）Robert WL, Banford RD: Evaluation of bifocal correction technique in juvenile myopia. Optom Weekly 58: 25-31, 1967

26) Mutti DO et al: AC/A Ratio, Age and Refractive Error in Children. Invest Ophthalmol Vis Sci 41: 2469-78, 2000

27) Gwiazda J et al: Accommodation, Accommodative Convergence, and Response AC/A Ratios Before and at the Onset of Myopia in Children. Optom Vis Sci 82: 273-8, 2005

28) Goss DA: Effect of bifocal lenses on the rate of childhood myopia progression. Am J Optom Physiol Opt 63: 135-41, 1986

29) Fulk GW et al: A randomized trial of the effect of single-vision vs. bifocal lenses on myopia progression in children with esophoria. Optom Vis Sci 77: 395-401, 2000

30) Fulk GW et al: A randomized clinical trial of bifocal glasses for myopic children with esophoria: results after 54 months. Optometry 73: 470-6, 2002

31) Yang Z et al: The effectiveness of progressive addition lenses on the progression of myopia in Chinese children. Ophthalmic Physiol Opt 29: 41-8, 2009

32) Lee HS et al: Acute acquired comitant esotropia related to excessive Smartphone use. BMC Ophthalmol 16: 37, 2016

33) Chung KM, Chong E: Near esophoria is associated with high myopia. Clin Exp Optom 83: 71-5, 2000

34) Cheng D et al: Randomized trial of effect of bifocal and prismatic bifocal spectacles on myopic progression: two-year results. Arch Ophthalmol 128: 12-9, 2010

35) Cheng D et al: Effect of bifocal and prismatic bifocal spectacles on myopia progression in children. three-year results of a randomized clinical trial. JAMA Ophthalmol 132: 258-64, 2014

36) 所 敬，大野京子：近視，基礎と臨床．52-5，金原出版，東京，2012

37) 山下牧子ほか：屈折状態と眼位異常．眼臨医報 81：1245-9，1987

38) Chung K et al: Undercorrection of myopia enhances rather than inhibits myopia progression. Vision Res 42: 2555-9, 2002

39) Adler D, Millodot M: The possible effect of undercorrection on myopic progression in children. Clin Exp Optom 89: 315-21, 2006

40) Vasudevan B et al: Under-correction of human myopia - is it myopigenic?: A retrospective analysis of clinical refraction data. J Optom 7: 147-52, 2014

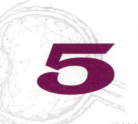

5 軸外収差低減CL、多焦点CLによる近視抑制

1) 株式会社メニコン 臨床研究部
2) 大阪大学大学院医学系研究科感覚機能形成学教室

洲崎 朝樹 [1)2)] Asaki Suzaki、**不二門 尚** [2)] Takashi Fujikado

重要なポイント

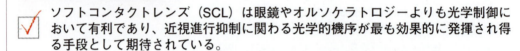
ソフトコンタクトレンズ（SCL）は眼鏡やオルソケラトロジーよりも光学制御において有利であり、近視進行抑制に関わる光学的機序が最も効果的に発揮され得る手段として期待されている。

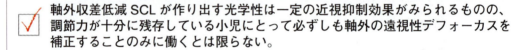
軸外収差低減SCLが作り出す光学性は一定の近視抑制効果がみられるものの、調節力が十分に残存している小児にとって必ずしも軸外の遠視性デフォーカスを補正することのみに働くとは限らない。

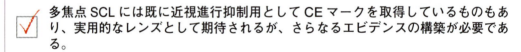
多焦点SCLには既に近視進行抑制用としてCEマークを取得しているものもあり、実用的なレンズとして期待されるが、さらなるエビデンスの構築が必要である。

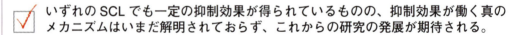
いずれのSCLでも一定の抑制効果が得られているものの、抑制効果が働く真のメカニズムはいまだ解明されておらず、これからの研究の発展が期待される。

はじめに

　近視進行抑制法の光学的アプローチとして、さまざまな多焦点タイプのソフトコンタクトレンズ（SCL）を用いた研究が進んでいる。眼に直接装着され視線移動にも追従するSCLは、頂間距離のある眼鏡やフィッティングと矯正量に依存するオルソケラトロジー（オルソK）よりも光学制御において有利であり、近視進行抑制に関わる光学的機序が最も効果的に発揮され得る手段として期待されている。そのメカニズムについてはいまだ解明されていない点も多いが、SCLも眼鏡やオルソKと同様に、網膜の周辺まで遠視性のボケを生じさせない光学性（軸外収差理論）[1)]や過度な調節付加をさせない光学性（調節ラグ理論[2)]、機械的緊張理論[3)]）、さらには近視性デフォーカスを巧みに作り出す光学性が、抑制効果に深く関与している可能性が高い（図1）。本稿では、近年実施されている臨床研究をベースに、多焦点タイプのSCLによる近視進行抑制の実際について概説する。

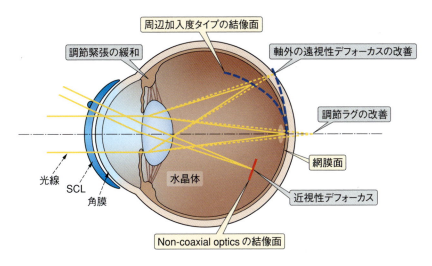

図 1　近視進行抑制の光学的機序を示す概念図

SCL：ソフトコンタクトレンズ
Non-coaxial optics：非共軸光学系

I. 軸外収差低減 SCL による近視進行抑制

　近年、軸外収差低減 SCL を用いて実施された臨床研究が報告されている。このレンズは、その名の通り軸外収差理論に基づく設計がなされており、網膜周辺部（軸外）の結像位置を網膜前方へ結像させるよう、球面 SCL に比べて光学部の周辺ほど意図的に弱い度数を設定した光学デザインが特徴である。結果的に、軸外収差補正 SCL とは、周辺加入度タイプの累進多焦点 SCL であるともいえる。このような光学デザインが用いられるのは、軸外収差理論において軸外の遠視性デフォーカス（網膜後方へ結像する焦点ボケ＝収差）が眼軸長伸長のトリガーと考えられているためだ。そのため、研究者のなかでは同デザイン思想に合致すると考えられる老視矯正用の既製品レンズをそのまま用いた報告もみられる。

　Sankaridurg ら[4]は、試験レンズに独自設計した軸外収差低減 SCL（半径 1.5 mm で加入度 +0.25D、半径 2.0 mm で +1.00D、半径 4.5 mm で +2.00D）（図 2）を用い、屈折球面度数が －3.50 D 以下の 7〜14 歳の小児を対象に、単焦点眼鏡をコントロールとした 12 か月間の平行群間比較試験を実施している。結果として、屈折で 34%（$P=0.002$）、眼軸長では 33%（$P=0.001$）の抑制効果が確認されたこと、また、視野角 40°まで 10°おきに測定した相対的周辺部屈折値（視軸中心と周辺軸外の屈折差）のうち、鼻側 30°と 40°および耳側 40°で有意に補正されていたことから、網膜周辺部における遠視性デフォーカスの改善が近視進行抑制に寄与したと考察している。

　Walline ら[5]は、試験レンズに市販の周辺加入度タイプ（+2.00D）の累進多焦点 SCL（Proclear® Multifocal "D"、CooperVision, CA, USA）（図 3）を使用し、屈折球面度数が

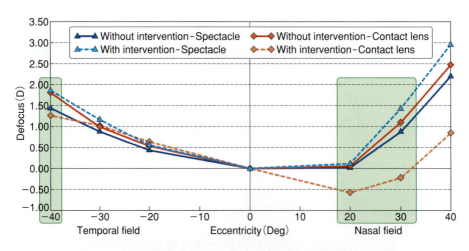

図2　軸外収差補正SCLの相対的周辺部屈折値の比較
（文献4 Figure 2より改変して転載）

縦軸は相対的周辺部屈折値（視軸中心と周辺軸外との屈折差）で正方向が遠視、負方向が近視を示す。横軸は視軸中心（0°）から鼻側（＋）と耳側（－）のそれぞれ周辺軸外を示す。三角実線（△）は単焦点眼鏡群の裸眼での屈折分布を、菱形実線（◇）は軸外収差補正SCL装用群の裸眼での屈折分布を示し、鼻側と耳側ともに周辺軸外ほど相対的周辺部屈折値が遠視状態になっており、群間の差がないことがわかる。三角点線（▲）は単焦点眼鏡を装用した際の屈折分布を、菱形点線（◆）は軸外収差補正SCLを装用した際の屈折分布を示し、鼻側20°と30°および耳側40°で有意に近視側へ補正されていたとSankaridurgら[4]が報告した（緑枠部）。このことから、軸外収差補正SCLは網膜周辺部における遠視性デフォーカスの改善が近視進行抑制に寄与したと考察している。

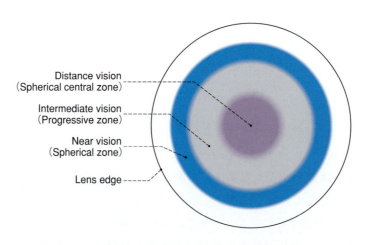

図3　市販の累進多焦点SCLの光学デザイン
（CooperVision社製品ホームページより引用）

Wallineら[5]が用いたProclear® multifocalの中心遠用タイプ（D）のデザイン概念図。文献17によれば、中心遠用部の光学直径2.30 mmと周辺加入度を含む移行部直径8.50 mmと示されている。軸外収差理論を裏付ける抑制結果が得られたと考察する一方で調節の影響など他の要因も検討する必要があると指摘している。

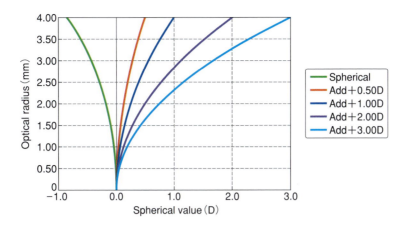

図4 周辺加入度タイプの度数分布と球面収差の概念図

縦軸は光学部の中心からの半径を示す。横軸は遠用度数が−3.00Dのとき光学中心を0と設定した時の相対度数を示す。球面SCL（緑線）は周辺ほど負の球面収差が増加することがわかる。対して周辺加入度タイプの累進多焦点SCLは加入度（Add）に応じて（＋0.50〜＋3.00D）正の球面収差が増加することがわかる。正の球面収差は、近点側への焦点深度を深める光学性を成す。

−6.00D以下の8〜11歳の小児を対象に24か月間の試験を実施した。コントロールには、過去に同期間で実施された単焦点SCL装用のヒストリカルデータ（年齢や性別、屈折など被験者背景が累進多焦点SCL装用群と統計的有意差がない群）を使用しているが、屈折値で50％（$P<0.001$）、眼軸長で29％（$P=0.001$）の抑制効果を認めると報告している。彼らは、自身の報告がSankaridurgらの結果を裏付ける一面があると考察する一方で、周辺加入度デザインが軸外収差だけでなく調節に及ぼす影響など、他の光学的な要因も考慮する必要があると述べている。

Wallineら[5]が指摘しているように、軸外収差低減SCLが作り出す光学性は、調節力が十分に残存している小児にとって必ずしも軸外の遠視性デフォーカスを補正することのみに働くとは限らない。軸上で考えれば、周辺加入度の累進多焦点デザインは正の球面収差を作り出すこととなり、それは焦点深度を深めて調節そのものに影響を与える光学性となり得る（図4）。筆者らが実施した低加入度タイプやExtended Depth of Focus（EDOF）タイプの累進多焦点SCLがこれに該当する。このように軸外収差補正とは異なるタイプの多焦点SCLと近視進行抑制との関係については、次項で概説する。

II. 多焦点SCLによる近視進行抑制

軸外収差補正を設計思想としない周辺加入度タイプの累進多焦点SCLや二重焦点SCLで近視進行抑制効果を認めたとの研究報告が散見される。ここで用いられている累進多焦点SCLは、調節ラグ理論や機械的緊張理論に基づく設計思想を持つレンズと同思想に合致する既製品レンズを使用したもので、調節が十分に残存する小児や若年者でも過度な調節付加

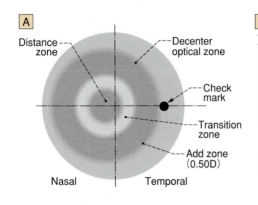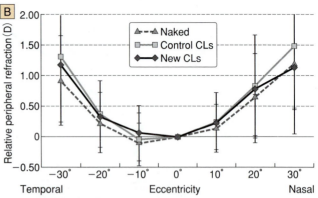

図5 低加入度SCLの光学デザインと相対的周辺部屈折値の比較（文献6より引用）

A：Fujikadoら[6]が用いた2WEEKメニコン デュオ®のデザイン概念図。加入度＋0.50Dの低加入度で、SCLの耳側偏位と近見時の瞳孔鼻側偏移に対応するように光学部が幾何中心より鼻側へ偏心した累進加入度デザインになっている。左右規格の設定はなく、レンズ上に記された色素マークを耳側へ向けて装用することで両眼を満たす。

B：裸眼（三角：▲）、および、単焦点SCL（四角：■）と低加入度SCL（菱形：◆）を装用した際の相対的周辺部屈折値を示す。図の見方は図2と同一。Fujikadoら[6]は、3群間に優位な差を認めなかったことから軸外収差理論とは異なる機序で抑制効果が働いていると推察している。

をさせない光学性が抑制効果に深く関与しているとの仮説による。同様に、二重焦点SCLでは意図的に作り出した近視性デフォーカスが抑制のトリガーになると考えられている。

　Fujikadoら[6]は、試験レンズに周辺加入度＋0.50Dの低加入度SCL（2WEEKメニコン デュオ®、メニコン）（図5）を用い、屈折球面度数が－3.50D以下の10～16歳の小児を対象に、単焦点SCLをコントロールとして12か月間ずつ交互（前期・後期）に使用させるクロスオーバー試験を実施した。前期の装用後1か月を起点とする結果として、屈折で32%（n.s）、眼軸長で47%（P＝0.040）の抑制効果を認めたが、視野角30°まで10°おきに測定した相対的周辺部屈折値にコントロールとの差を認めなかった。これらの結果から、低加入度の累進SCLは軸外収差理論には基づかない近視進行抑制効果が発現したと考察しており、考えられる要因のひとつとして近見時の調節緊張緩和の効果が示唆された。そこで、Fujikadoら[7]は本試験の後に光学的機序をさらに追求する検討を実施している。低加入度SCLを装用した際の軸外収差と近見時の調節（調節ラグ、調節応答量）に及ぼす影響を小型波面センサーと両眼波面センサーという特殊な機器で詳細に測定した結果、軸外収差と調節ラグには単焦点SCLとの差異を認めなかったが、調節応答は有意に緩和されていた。これは、成人眼を対象とした結果ではあるが、低加入度SCLによって得られる近視進行抑制効果の光学的機序には主に調節の影響が関わっていることを推察できるものであると述べている。

　Cooperら[8]は、EDOFを設計思想とする周辺加入度＋3.00Dの市販レンズ（NaturalVue® Multifocal 1 Day, Visioneering Technologies, Inc., GA, USA）（図6）を使用中の6～19歳の32

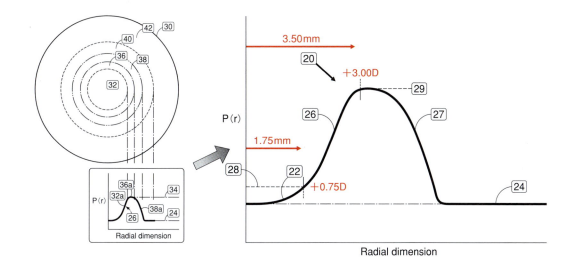

図6　EDOF-SCL の光学デザイン（特許資料 US6474814B1 より改変して転載）

Cooperら[8] が用いた Extended Depth of Focus（EDOF）を設計思想とする NaturalVue® Multifocal 1 Day の光学デザイン。詳細は示されていないためプロモーション資料や登録特許で得た度数分布とパラメータ。縦軸は球面度数で上方ほど加入度が増すことを示している。横軸は光学中心からの半径を示す。累進的に変化する度数分布において半径 1.75 mm までは＋0.75D だが半径 3.50 mm で急激に＋3.00D に足し、その後なだらかに遠用度数へ戻るデザインと予想される。半径 1.75 mm 以降からの急激な度数変化により焦点深度を深める効果が働くと説明されている。

症例をレトロスペクティブに分析（平均装用期間：10.94±4.76 か月、範囲：6〜25 か月）したところ、およそ98.4％の症例で本レンズ装用前の年間屈折進行度に比べて有意な減少が認められ、うち91％は70％以上の抑制効果を認めたと報告している。本レンズの抑制効果については動物実験でも認められたとの報告[9] もあるが、レンズ単体で抑制率70％以上という結果が確かであれば、内斜位の大きい対象者に限定した場合[10] やオルソ K と低濃度アトロピンを併用した場合[11] に相当するかなり強い抑制効果である。加えて本レンズは、既に近視進行抑制用 SCL として CE マークを取得しているため実用的なレンズとして期待されるが、残念ながら現在の報告では臨床研究のエビデンスレベルは高いとはいえず、また、EDOF が抑制効果に直接関与したことを裏付けるエビデンスも示されていない。今後はランダム化比較試験の実施結果や EDOF の両眼視機能への関与を示す結果など詳細な報告がなされることが期待される。

Ruiz-Pomeda ら[12] は、コンセントリックデザインの二重焦点 SCL で加入度＋2.00D の市販レンズ（MiSight®, CooperVision, CA, USA）（図7）を用い、屈折球面度数が－4.00D 以下で 8〜12 歳の小児を対象に単焦点眼鏡をコントロールとした24か月間のランダム化平行群間比較試験（MiSight 群41例、コントロール群33例）を実施した。2年後の結果として、屈折で39.32％（$P<0.001$）、眼軸長で36.04％（$P<0.001$）の抑制効果があったと報告している。本レンズは、先に示した NaturalVue® よりも先に世界で初めて近視進行抑制用 SCL として

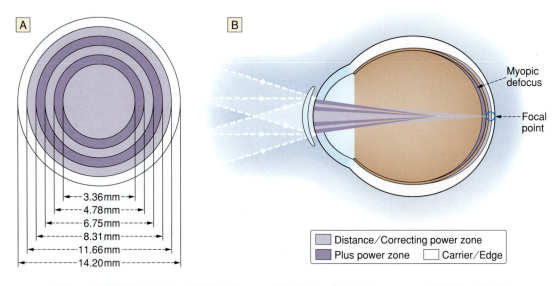

図7 二重焦点SCLの光学デザイン（MiSight®プロモーション資料より作成）

A：Ruiz-Pomedaら[12]が用いたMiSight®の光学デザイン。文献17によれば中心から遠（直径3.36 mm）→近（直径4.78 mm）→遠（直径6.75 mm）→近（直径8.31 mm）→遠（直径11.66 mm）とリング状に加入度+2.00Dが配置されている。
B：MiSight®が成す近視性デフォーカスのイメージ。視距離によらず常に網膜上へ近視性デフォーカスが形成されることが抑制効果を発現させると考えられている。

CEマークを取得したレンズであり、既に欧州で販売されている。さらに、欧州での学会発表やプロモーション資料では、ダブルブラインドで単焦点SCLをコントロールとする3年間のマルチセンタースタディ（世界4か国：カナダ、イギリス、ポルトガル、シンガポール）の結果が報告されており、12か月後の屈折で69％、眼軸長で63％、36か月後でも屈折で59％、眼軸長で52％の高い抑制効果があったことが示されている。さらに、本レンズと同種の二重焦点SCLを用いたAnstice[13]ら、Lamら[14]、Allerら[10]による過去の報告でもそれぞれ有意な抑制効果が示されていることから、二重焦点SCL特有の機序が存在すると考えられる。そのデザイン構造から軸外収差理論には当てはまらず調節に関連した機序が考えられるが、Ruiz-Pomedaら[15]によれば先のMiSightスタディのなかで両眼視（斜位、AC/A比、立体視など）や調節応答を詳細に調べたところ、単焦点SCLと二重焦点SCLとの間に有意な差を認めなかったと報告している。一方で、Ansticeら[13]によれば、同心円上に複数配置された加入度領域部が装用者の調節距離によらず常に網膜上へ近視性デフォーカスを形成することが抑制効果を発現させると推察している。本理論の信憑性は定かではないが、近年、香港理工大学の研究グループによって同理論を裏付けるような学会発表がなされ、注目が集まっている。プレスリリースによれば[16]、DIMS（Defocus Incorporated Multiple Segments）（図8）と称されるドット状の加入度が施された眼鏡を2年間装用させたところ約60％の抑制効果を示したと報告されている。これは、non-coaxial optics（非共軸光学系）と呼ばれる

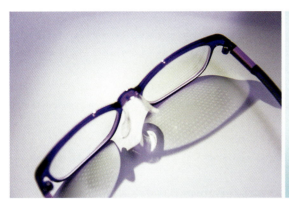
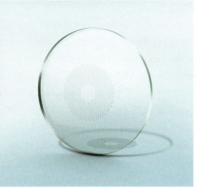

図8　Non-coaxial optics の例

香港理工大学の研究グループによって報告された DIMS（Defocus Incorporated Multiple Segments）[16]と称されるドット状の加入度が施された non-coaxial optics（非共軸光学系）の眼鏡（文献16より引用）。見え方を損なうことなく近視性デフォーカスを網膜上に作り出すことができるとされる。今後は SCL への応用も期待される（MyoSmart, HOYA）。

新しい概念の光学デザインで、今後は SCL への応用も期待されるところではあるが、同理論のさらなる研究の進展とメカニズムの解明が望まれる。

おわりに

　近視進行抑制の光学的予防法に関する SCL の研究は、軸外収差補正や多焦点、二重焦点といったタイプの異なる光学デザインや加入度数で検討されているが、いずれのレンズでも一定の抑制効果が得られている。抑制効果が働く真のメカニズムはいまだ解明されていないが、DIMS に代表される新たな概念も登場し、さらなる研究の進展が期待される。さらに、近視の進行が著しい小児期に無理なく SCL を使用させるには、見え方の質を犠牲にしない光学デザインの開発や低学年でも自分で装脱着しやすい小径レンズの開発などに取り組む必要もあろう。また、低濃度アトロピンとの併用など、より効果的な手法の確立も望まれる。まだまだ解決すべき課題も多いが、欧州では近視進行抑制用 SCL として CE マークを取得した商品が既に販売されている状況にあり、近視人口の多いアジア諸国や本邦でこそ承認品が早期に販売される日がくることを期待したい。

文献

1) Smith EL 3rd et al: Peripheral vision can influence eye growth and refractive development in infant monkeys. Invest Ophthalmol Vis Sci 46: 3965-72, 2005
2) Gwiazda J et al: Myopic children show insufficient accommodative response to blur. Invest Ophthalmol Vis Sci 34: 690-4,

1993

3）Ghosh A et al: Axial elongation associated with biomechanical factors during near work. Optom Vis Sci 91: 322-9, 2014

4）Sankaridurg P et al: Decrease in rate of myopia progression with a contact lens designed to reduce relative peripheral hyperopia: one-year results. Invest Ophthalmol Vis Sci 52: 9362 -7, 2011

5）Walline JJ et al: Multifocal contact lens myopia control. Optom Vis Sci 90: 1207-14, 2013

6）Fujikado T et al: Effect of low-addition soft contact lenses with decentered optical design on myopia progression in children: a pilot study. Clin Ophthalmol 8: 1947-56, 2014

7）不二門 尚：近視進行防止：コンタクトレンズの有利な点．日コレ誌 58: 180-7, 2016

8）Cooper J et al: Case Series Analysis of Myopic Progression Control With a Unique Extended Depth of Focus Multifocal Contact Lens. Eye Contact Lens 44: e16-e24, 2017

9）Irving EL et al: Myopia progression control lens reverses induced myopia in chicks. Ophthalmic Physiol Opt 37: 576-84, 2017

10）Aller TA et al: Myopia Control with Bifocal Contact Lenses: A Randomized Clinical Trial. Optom Vis Sci 93: 344-52, 2016

11）Kinoshita N et al: Additive effects of orthokeratology and atropine 0.01％ ophthalmic solution in slowing axial elongation in children with myopia: first year results. Jpn J Ophthalmol 62: 544-53, 2018

12）Ruiz-Pomeda A et al: MiSight Assessment Study Spain（MASS）. A 2-year randomized clinical trial. Graefes Arch Clin Exp Ophthalmol 256: 1011-21, 2018

13）Anstice NS and Philips JR: Effect of dual-focus soft contact lens wear on axial myopia progression in children. Ophthalmology 118: 1152-61, 2011

14）Lam CS et al: Defocus Incorporated Soft Contact（DISC）lens slows myopia progression in Hong Kong Chinese schoolchildren: a 2-year randomised clinical trial. Br J Ophthalmol 98: 40-5, 2014

15）Ruiz-Pomeda A et al: Binocular and accommodative function in the controlled randomized clinical trial MiSight® Assessment Study Spain（MASS）. Graefes Arch Clin Exp Ophthalmol 257: 207-15, 2019

16）https://www.polyu.edu.hk/web/en/media/media_releases/index_id_6531.html

17）Kollbaum PS et al: Vision performance with a contact lens designed to slow myopia progression. Optom Vis Sci 90: 205-14, 2013

6 LASIK は近視進行を抑制するのか？

バプテスト眼科クリニック（京都市）
山村　陽 Kiyoshi Yamamura

重要なポイント

- ✓ わが国では安全性、有効性、予測性が高い屈折矯正手術として LASIK が主に行われている。
- ✓ LASIK の術後成績は裸眼視力 1.0 以上が約 90％、矯正精度 ±0.50D 以内が約 90％ である。
- ✓ LASIK 術後 10 年で生じる再近視化は約 −0.30〜−1.00D である。
- ✓ 再近視化要因として、角膜や水晶体、眼軸長などの変化がある。
- ✓ LASIK 術後は眼軸長がほとんど伸長しないと考えられる。
- ✓ その機序として周辺網膜での近視性軸外屈折や Violet 光の眼内への取り込み増加などの可能性が考えられる。

はじめに

わが国では、エキシマレーザーを用いた角膜屈折矯正手術として 2000 年に PRK（photorefractive keratectomy）、2006 年に LASIK（laser in situ keratomileusis）（図 1）がそれぞれ認可され、LASIK は PRK と比べ術後の疼痛が少なく、視力の回復が早いなどの利点を有する。JSCRS（日本白内障屈折矯正手術学会）による多施設研究では、2015 年に施行された屈折矯正手術 15,011 眼のうち約 80％ が LASIK となっており、術後成績については裸眼視力 1.0 以上が 94％、矯正精度 ±0.50D 以内が 87％、±1.00D 以内が 96％ と良好であると報告[1]されている。

このように、QOV（quality of vision）や QOL（quality of life）を向上させる屈折矯正手術として現在でも主流となっている LASIK だが、ここ数年は国内における景気低迷の影響や 2013 年に発表された消費者庁の注意喚起の影響などにより、施行件数はピーク時の 1/10 程度にまで減少したとされている。また、2018 年の ASCRS（米国白内障屈折矯正手術学会）において、米国の景気が回復傾向にあるにもかかわらず、リーマンショック以降に低下した

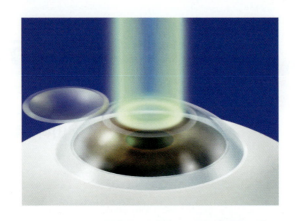

図1 LASIK（文献2より引用）
フラップ作製後にエキシマレーザーを照射する。

　LASIK 施行件数の回復が鈍っており、この要因のひとつとして「ミレニアル世代」の存在を挙げている。「ミレニアル世代」とは1980年代から2000年前後に生まれ、幼少期からデジタル化された生活に慣れ親しみ、それまでの世代とは価値観やライフスタイルなどに隔たりがある世代としている（ウィキペディアより）。この世代は屈折矯正手術に興味があまりない世代なのではないかとの発表があった。

　LASIK の目的は近視や乱視などの屈折異常を矯正し、良好な裸眼視力を獲得することにある。しかし、術後長期では角膜や水晶体、眼軸長などの変化によって再近視化が生じることは避けられない。もし術前の屈折異常を矯正する手術としか思われていなかった LASIK に、術後の近視進行を抑制する効果があるのであれば、再近視化については実は抑制的に作用しているということになる。極端な言い方をすると、「LASIK を受けないと近視は進行する」が、「LASIK を受けると近視は進行しにくくなる」ということである。

　今回、あくまで仮説ではあるが、「LASIK は近視進行を抑制するのか？」というテーマについて、要因のひとつである眼軸長の伸長の観点からその可能性について解説する[2]。

I. LASIK 術後の再近視化

　一般に近視は20代以降も進行することが知られており、たとえば約−3Dの近視は10年間で20代では約−0.60D、30代では約−0.40D、40代では約−0.30D近視化することが報告[3]されている。また、20代前半のコンタクトレンズユーザーでは5年間で−1.00D以上の近視化が約35％に生じたという報告[4]もある。筆者らの屈折度数−7.20±2.35D、年齢35±8歳の症例（23眼）に対し LASIK を施行した検討では、術後6か月から7年では−0.18±0.33D の近視化が生じ、また屈折度数−6.31±2.55D、年齢37.1±9.1歳の症例（54眼）に対し LASIK を施行した別の検討では、術後1年から10年では−0.26±0.59D の近視化が生じ

たとそれぞれ報告した[5)6)]。また、Alióらの屈折度数 − 7.27 ± 1.94D、年齢 33.2 ± 9.9 歳の症例（97 眼）に対し LASIK を施行した検討では、術後 3 か月から 10 年では − 1.04 ± 1.73D の近視化が生じたと報告[7)] している。したがって、強度近視眼に対する LASIK 術後の再近視化は 10 年で約 − 0.30 〜 − 1.00D ぐらいであると考えられる。

II. LASIK 術後の再近視化要因

LASIK 術後には一定の割合で再近視化が生じ、その要因として角膜や水晶体のほか眼軸長の変化などが関与していると考えられる[8)]。すなわち、角膜屈折力が増加したり、水晶体の核硬化が進行したり、眼軸長が伸長したりするなどの変化が生じる。角膜屈折力が増加する理由として、角膜の前方移動、角膜上皮の肥厚、角膜厚の増加などが挙げられるがはっきりとした結論は出ていない。水晶体の核硬化については LASIK をしていなくても、強度近視眼では核白内障を生じやすいため LASIK 術後の特有な変化とは考えにくい。眼軸長の伸長については、学童期における近視進行の要因として知られており、数年で 1 mm 以上も眼軸長が伸長することも珍しくない[9)]。また、20 歳前後の台湾医学生（屈折度数 − 4.26 ± 2.66D、眼軸長 25.39 ± 1.34 mm）を対象とした研究では、5 年間で約 − 0.70D の近視化と約 0.5 mm の眼軸長の伸長を認めたという報告[10)] もある。そのほか、40 歳以上の一般住民を対象とした久山町の疫学研究においても 2005 年時と 2012 年時とで眼軸長が伸長していたと報告している[11)]。

このように、眼軸長は学童期だけでなく成人後も伸長することが指摘されているが、はたして LASIK 術後の眼軸長はどのように変化しているのであろうか。

III. LASIK 術後の眼軸長変化

筆者らは LASIK 術後 5 年での眼軸長変化について検討し、ほとんど眼軸長が伸長していなかったことを以前に報告した[12)]。今回、術後 8 年での眼軸長変化について紹介する。 − 6D 未満（> − 6D）の非強度近視群（35.9 ± 8.6 歳、 − 4.17 ± 1.16D、29 例 54 眼）と − 6D 以上（≦ − 6D）の強度近視群（34.1 ± 7.5 歳、 − 7.52 ± 1.21D、22 例 40 眼）それぞれに対して LASIK を施行し、眼軸長を IOLMaster（Carl Zeiss Meditec）を用いて術前と術後 1、2、3、4、5、6、7、8 年時に測定した。その結果、術前眼軸長は非強度近視群が 25.52 ± 0.86 mm、強度近視群が 26.97 ± 0.82 mm（図 2）で強度近視群のほうが有意に長く（$P < 0.01$）、また、両群とも術後 1 年時と比較して術後 1 〜 8 年（7 年間）において有意な眼軸長の変化はなかった（図 3）[2)]。術後 1 年時と比較したのは、LASIK は角膜実質をレーザー照射するため術前後で眼軸長が短く変化するからである。術後 7 年間の眼軸長変化量はそれぞれ 0.04 ± 0.09 mm、0.07 ± 0.12 mm（図 4）で両群に有意な差はなかった（$P = 0.16$）[2)]。また、眼軸長の変化量と手術時年齢、術前屈折度数、術前眼軸長などとの相関を検討すると、手術時年齢

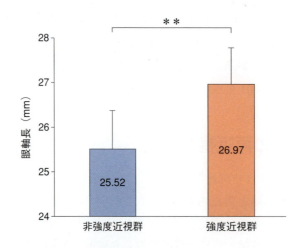

図2 術前眼軸長（文献2より引用）

強度近視眼のほうが術前眼軸長は長かった（∗∗：$P<0.01$）。

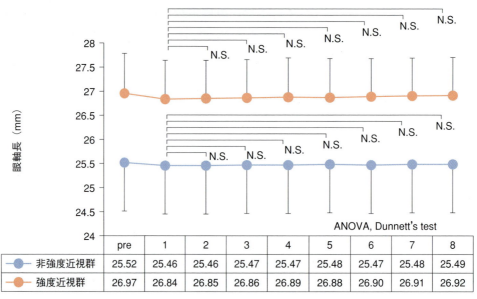

図3 眼軸長変化（文献2より引用）

術後眼軸長は術後1年時とそれ以降の測定時において両群とも変化がなかった。
N.S.：not significant

のみ相関を認め、両群とも年齢が低いほど眼軸長は伸長しやすくなっていた（図5）[2]。

一方、後房型有水晶体眼内レンズ（ICL）挿入術後の再近視化に関する検討において Kamiya ら[13] は、術後6年で眼軸長は約 0.29 mm 伸長していたと報告している（手術時年齢

近視進行予防の実際 ②

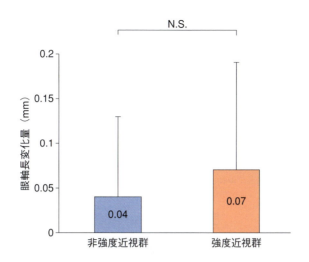

図4 術後7年間の眼軸長変化量（文献2より引用）
両群の眼軸長変化量に差はなかった。N.S.：not significant

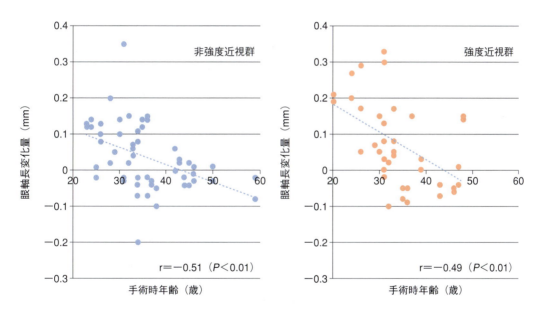

図5 眼軸長変化量と手術時年齢との相関（文献2より引用）
両群において年齢が低いほど眼軸長は伸長しやすくなっていた。

38.4歳、術前屈折度数−10.60D、術前眼軸長27.6 mm）。LASIKとICL挿入術における患者背景の違いはあるが、眼軸長の変化量は両者で大きく異なっており、LASIKは眼軸長の伸長を抑制している可能性を示唆する結果であったと考えられる。

では、仮にLASIKが眼軸長の伸長を抑制しているのであれば、その機序として何が考え

6. LASIKは近視進行を抑制するのか？　99

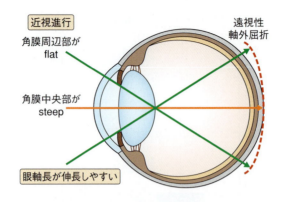

図6　遠視性軸外屈折
近視進行には周辺網膜における遠視性軸外屈折が関与していると考えられている。

られるであろうか。以下に2つの機序（近視性軸外屈折、Violet 光）を挙げたいと思う。

IV. LASIK 術後の軸外屈折

　近年、近視進行の理論として従来の調節ラグ（近見時の網膜後方への遠視性 defocus）理論だけでなく、周辺網膜における軸外収差（軸外屈折）理論が注目されており、近視進行には周辺網膜での遠視性軸外屈折が関与していると考えられている（図6)[14]。たとえば、学童期においては眼軸長の伸長による近視進行の抑制手段として、オルソケラトロジー[9]の有用性が注目されており、その理由のひとつとして周辺網膜での遠視性軸外屈折の改善効果が指摘されている。

　近視矯正 LASIK では角膜中央部の屈折力を低下させるようにレーザー照射を行い、術後の角膜形状は中央部が flat、周辺部が steep に変化する。これはオルソケラトロジーと同様の角膜形状変化である。Ma ら[15] は LASIK 術後の周辺網膜では近視性軸外屈折が生じていることを 2005 年に報告している（図7)。

　この軸外屈折について、以前に行った LASIK 術前後の軸外屈折に関する検討について紹介する。LASIK 術前および術後1か月に軸外屈折を測定した〔30.9±9.6 歳、−5.81±1.67D、11眼（左眼）〕。両眼開放オートレフケラトメーター WAM-5500（シギヤ精機製作所）（図8)[2] を用いて、水平方向の視野角が 10°間隔になるよう固視指標（−30°、−20°、−10°、0°、10°、20°、30°）を眼前 50 cm の位置に作製設置し、散瞳条件下に指標に順に注視させ左眼の屈折度数（レフ値）を測定した〔左眼では、負（−）の視野角は耳側網膜部位に相当、正（+）の視野角は鼻側網膜部位に相当〕。視野角 0°とそれ以外の視野角との他覚屈折度数（他覚的等価球面度数）の差を相対的軸外屈折度数として評価した。その結果、LASIK 術前の周辺網膜で生じていた遠視性軸外屈折は、術後1か月では近視性軸外屈折に変化し、視野角 −30°、20°、30°では有意な差がみられた（$P<0.01$）（図9)[2]。自験例にお

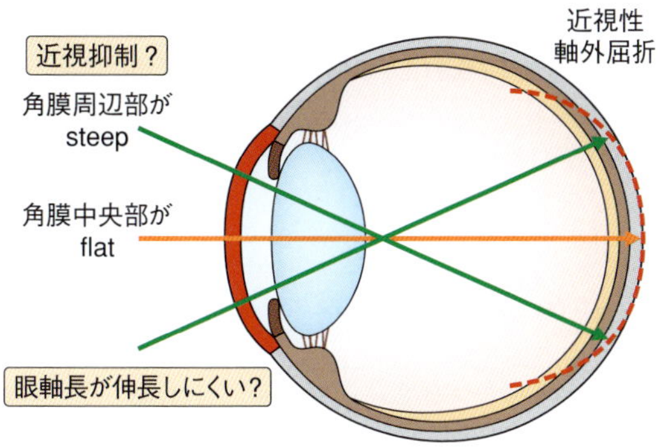

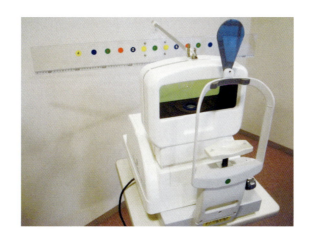

図7　近視性軸外屈折
近視進行抑制には周辺網膜における近視性軸外屈折が関与していると考えられている。

図8　両眼開放オートレフケラトメーター（文献2より引用）
水平方向の視野角が10°間隔になるよう固視指標（−30°、−20°、−10°、0°、10°、20°、30°）を眼前50 cmの位置に作製設置し、散瞳条件下に指標を順に注視させ屈折度数（レフ値）を測定した。

いても、LASIK術後の周辺網膜に近視性軸外屈折が生じていることが確認できた。

V. LASIKとViolet光

　近年、近視進行抑制に屋外活動の効果が注目されており、なかでも光環境の重要性が指摘されている。鳥居らは、光環境のなかでもとりわけ光の波長に着目し、波長360〜400 nmのviolet光が眼軸長の延長に対して抑制的に作用していると、種々の動物実験や臨床研究などから導きだし報告している[16)17)]。

　LASIKとviolet光との関連性として、以下の2つを挙げてみたい。①LASIK術前の屈折矯正はソフトコンタクトレンズ装用によるものが多いが、ACUVUE®（Johnson & Johnson

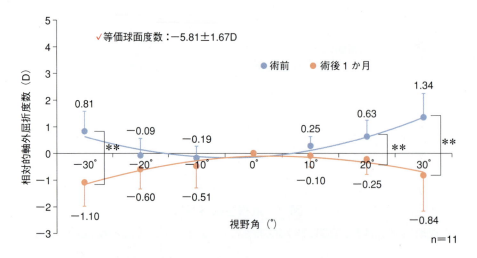

図9　LASIK術前後における軸外屈折（文献2より引用）
術前の周辺網膜における遠視性軸外屈折は術後1か月では近視性軸外屈折に変化し、視野角−30°、20°、30°では有意な差があった（＊＊：$P<0.01$）。

などではviolet光の透過率が80％未満になっているとされ、violet光が一部ブロックされている。したがって、LASIK術後はコンタクトレンズ装用が不要となるため、violet光の眼内への取り込みが増加する可能性がある。② Violet光のような短波長の光は、通常そのほとんどが角膜や水晶体で吸収され、眼内への取り込みがブロックされている。LASIKによって角膜厚が薄くなると、角膜におけるそのブロック効果が低下する可能性がある。

おわりに

　今回、眼軸長の延長の観点から、「LASIKは近視進行を抑制するのか？」というテーマについて解説した。LASIKなどの近視や近視性乱視に対する屈折矯正手術は、あくまで手術施行時における屈折異常を矯正するものであり、短絡的に再近視化が生じることでその矯正効果に課題があると評価されてはならない。加齢によっても眼球の構造や機能に変化は生じるため、矯正効果が永続的なものでないことは明らかである。LASIK術後の眼軸長の延長を抑制する機序として、周辺網膜における近視性軸外屈折の存在やviolet光の眼内への取り込みが増加することを取り上げたが、現時点ではあくまで推察にすぎない。もし本当にLASIKによって近視進行が抑制できるのであれば相当なインパクトである。

文献

1) Kamiya K et al: A multicenter prospective cohort study on refractive surgery in 15011 eyes. Am J Ophthalmol 175: 159-68, 2017

2）山村 陽：【近視進行抑制アップデート】LASIK は眼軸長の延長を抑制するのか？ IOL&RS 32: 241-5, 2018

3）Ellingsen KL et al: Age-related refractive shifts in simple myopia. J Refract Surg 13: 223-8, 1997

4）Bullimore MA et al: A retrospective study of myopia progression in adult contact lens wearers. Invest Ophthalmol Vis Sci 43: 2110-3, 2002

5）中村 葉ほか：Laser in situ keratomileusis と trans-epithelial photorefractive keratectomy の術後 7 年の経過比較．日眼会誌 120: 487-93, 2016

6）宮本佳菜絵ほか：LASIK 術後 10 年における高次収差変化．IOL&RS 29: 391-7, 2015

7）Alió JL et al: Ten-year follow-up of laser in situ keratomileusis for myopia of up to -10 diopters. Am J Ophthalmol 145: 46-54, 2008

8）Chayet AS et al: Regression and its mechanisms after laser in situ keratomileusis in moderate and high myopia. Ophthalmology 105: 1194-9, 1998

9）Hiraoka T et al: Long-term effect of overnight orthokeratology on axial length elongation in childhood myopia: 5-year follow-up study. Invest Ophthalmol Vis Sci 53: 3913-9, 2012

10）Lin LL et al: Changes in ocular refraction and its components among medical students — A 5-year longitudinal study. Optom Vis Sci 73: 495-8, 1996

11）安田美穂：近視の疫学　久山町研究．日本の眼科 88: 1467-70, 2017

12）山村 陽ほか：屈折矯正手術後 5 年の眼軸長変化．眼科手術 28: 417-21, 2015

13）Kamiya K et al: Factors influencing long-term regression after posterior chamber phakic intraocular lens implantation for moderate to high myopia. Am J Ophthalmol 158: 179-84, 2014

14）Smith EL 3rd et al: Peripheral vision can influence eye growth and refractive development in infant monkeys. Invest Ophthalmol Vis Sci 46: 3965-72, 2005

15）Ma L et al: Off-axis refraction and aberrations following conventional laser in situ keratomileusis. J Cataract Refract Surg 31: 489-98, 2005

16）Torii H et al: Violet Light Exposure Can Be a Preventive Strategy Against Myopia Progression. EBioMedicine 15: 210-9, 2017

17）鳥居秀成：【近視進行抑制アップデート】近視進行抑制に重要な環境とは？ IOL&RS 32: 221-7, 2018

第3章

外来で役立つ近視の知識

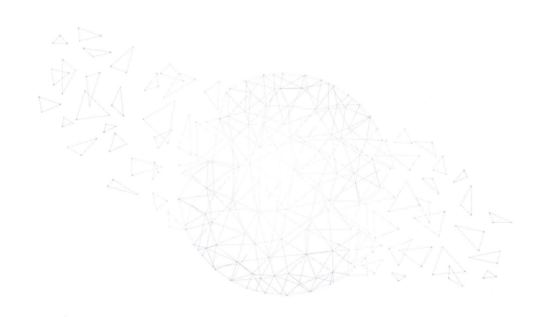

近視に関する遺伝子

1）東京医療センター 臨床研究センター（感覚器センター）
2）慶應義塾大学医学部眼科学教室【以下後記】

藤波　芳[1)-4)]、姜　効炎[2)]、楊　麗珠[1) 2) 5)]、
劉　霄[1) 2) 6)]、藤波（横川）優[1) 7) 8)]

Kaoru Fujinami, Xianyan Jiang, Lizhu Yang, Xiao Liu, Yu Fujinami（Yokokawa）

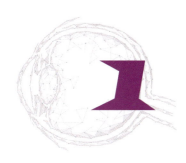

重要なポイント

 近視では多因子遺伝と単一遺伝が混在する。

 数十の近視関連遺伝子が同定されている。

 病的近視が症状のひとつとなるメンデル遺伝病が存在する。

はじめに

　近視は「無調整の状態で眼に入る平行光線が網膜の手前で結像する眼の屈折状態」と定義される。罹患者は世界的に急増しており、現在では世界人口の約3分の1にあたる25億人が罹患していると想定され、その頻度、重症度、進行については社会問題として認識されている[1)～3)]。特に日本人を含むアジア人において、この兆候が顕著で、原因究明・治療導入が急務な領域といえる。

　近視は遺伝と環境により主として眼軸長が長くなり発症すると考えられており、最近では、topical atropine の効果についての大規模研究[4)～6)]や violet light の近視抑制効果の発見[7)]、げっ歯類の前置レンズ誘導型近視モデルの開発[8)]などの近視研究に関わる歴史的な発見が相次ぎ、臨床現場における治療・予防の実用化・普及が強く望まれている。

　近視の遺伝に関してもゲノム医療の急速な発展に伴い、関連遺伝子、近視を伴う表現型を呈する原因遺伝子が続々と同定されている。本稿では、研究の躍進に伴い急激な情報更新が行われている、近視の関連・原因遺伝子について、臨床医の目線から最新の知見を含めて紹介する。

I. 関連遺伝子と原因遺伝子

　単一遺伝と多因子遺伝が混在する近視では、遺伝要因と環境要因をはじめとしてその他の要因が混在するなかで疾患が発症しており、同じ「遺伝性疾患」の枠組みではあるものの、それぞれの要因の寄与度の大きな違いに十分な理解を要する（図1）[9]。具体的には遺伝子変異の表現型への寄与度やその同定法に従い、疾患関連遺伝子（寄与度、浸透率が比較的低い）と疾患原因遺伝子（寄与度、浸透率が比較的高い）に分けられる。疾患関連遺伝子は多数の症例における一塩基多型（SNP）のうち、50万～100万か所の遺伝子型を決定し、主にSNP頻度と、病気や量的形質との関連を統計的に調べるゲノムワイド関連解析（GWAS）により同定される。一方で疾患原因遺伝子は詳細な家系調査を行い、複数の家系内で全エクソン・ゲノム解析（WES、WGS）を行うことにより原因となる遺伝学的変化が同定される。

II. 近視関連遺伝子

　近年の大規模コホートにおけるGWASを用いた調査により、多くの近視関連遺伝子が報告されている。Consortium for Refractive Error and Myopia（CREAM）による研究では、ヨーロッパ人、アジア人を含む2万症例以上を対象に、屈折異常と関連する23のlociが同定された[10) 11)]。

　日本人を対象とした研究では、ヨーロッパ人で同定されたTOX、RDH5、ZIC2、

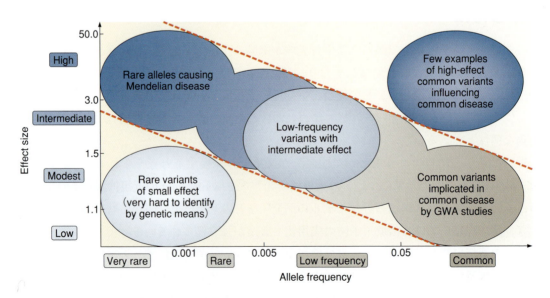

図1　メンデル希少疾患とその他の疾患におけるeffect sizeとallele frequency
表現型に対する寄与度（effect size）が比較的高いものが原因遺伝子（一般に低頻度）、表現型に対する寄与度（effect size）が比較的低いものが関連遺伝子（一般に高頻度）とされる。

RASGRF1、*SHISA6*における疾患関連 SNP に対して、1,339 症例の日本人高度近視患者、3,248 の日本人正常被検者コホートにおいて、表現型との関連性が調査され、*ZIC2* と *RASGRF1* の高い感受性が示された[12]。9,804 名の日本人症例、2,674 名の中国人症例、2,690 名のヨーロッパ人症例を対象とした研究では、*WNT7B* が眼軸、角膜曲率半径に対して高い感受性を有することが新たに示され[13]、近視メカニズムの理解が急速に進んでいる。

III. 近視原因遺伝子

　現在、メンデル遺伝病として高い浸透率を示す、病的近視のみを表現型として示す原因遺伝子についてコンセンサスを得られているものはない[14]。WES/WGS を用いた家系内解析でその浸透率についての検証がなされた報告は少なく[15]~[17]、近視という疾患に対するメンデル遺伝病的コホート作成や包括的アプローチの導入が、原因遺伝子同定の鍵となる。

　最近の中国の研究では、早期発症の家族性近視の 4 分の 1 程度が、遺伝性網膜変性疾患原因遺伝子に起因することがわかっており[18][19]、変性所見が顕著になる前の段階で、近視・夜盲等を主訴に来院する症例も少なくない。東京医療センターをはじめ国内 38 施設で行っているメンデル遺伝性網脈絡膜疾患コホート（Japan Eye Genetics Consortium http://www.jegc.org/）[20][21] の大規模集積データにおいても、*NYX*、*RPGR*、*EYS*、*CACNA1F* 等については強度近視との関連が示唆されている（図 2~4）。早期発症の家族性近視についての表現型・遺伝子型調査には、電気生理学的アプローチを含めた、家系内調査が必須となる。

おわりに

　本稿では、近視の関連遺伝子、原因遺伝子について、その考え方から最新の知見に至るまでを紹介した。罹患者数が膨大であるにもかかわらず、病態については不明な点が多い同疾患における遺伝研究の発展が、今後の病態解明と個別化医療の実践に結び付くと考えられる。

謝辞

　今回総説執筆にあたり、平素より御指導いただいている愛知医科大学／公益社団法人 NEXT VISION 理事長、三宅養三教授、東京医療センター・臨床研究センター、視覚研究部長、角田和繁先生、東京医療センター・臨床研究センター、分子細胞生物学研究部長、岩田岳先生に深謝いたします。

研究助成

　日本学術振興会　科学研究費助成金　若手研究（A）（研究課題番号：16H06269）、日本学術振興会　科学研究費助成金　国際共同研究加速基金（国際共同研究強化）（研究課題番

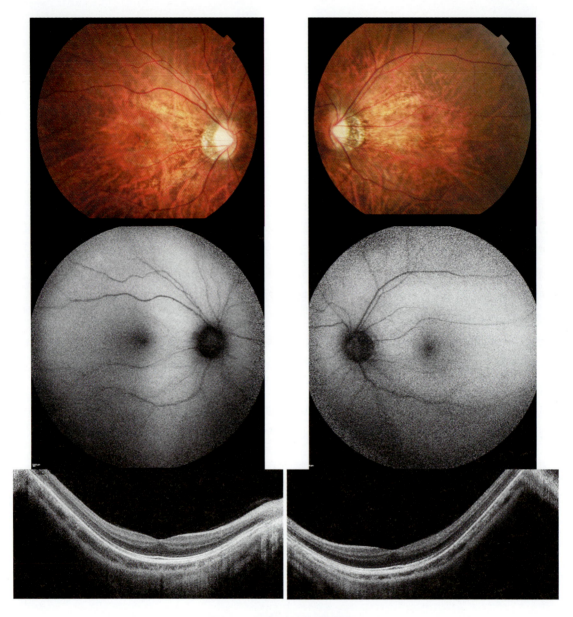

図2 完全型定在性夜盲

21歳男性、学童期からの夜盲、近視の訴えがあり、弟、母方叔父が同症状。電気生理学的所見でOn型双極細胞障害所見を示し、遺伝学的検査でNYX変異を同定。矯正視力右眼0.8、左眼0.8、等価球面度数右眼−6.50 diopter（D）、左眼−9.00D。
眼底所見、自発蛍光所見（FAF）、光干渉断層計（OCT）で近視性変化を認めるものの、明らかな萎縮性病変は存在しない。

号：16KK0193）、国立病院機構ネットワーク研究（H30-NHO（感覚器）-3）、Foundation Fighting Blindness Alan Laties Career Development Program、日本医療研究開発機構 難治性疾患実用研究事業、厚生労働科学研究費補助金 難治性疾患等政策研究事業、The Great Britain Sasakawa Foundation, Butterfield Awards

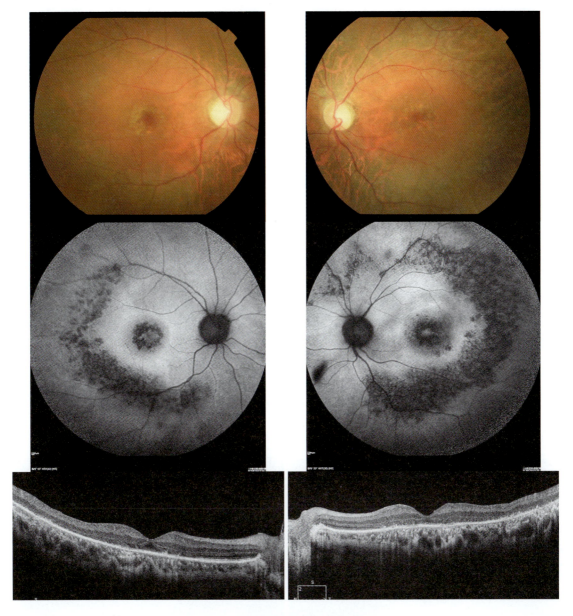

図3 X連鎖性網膜色素変性症

47歳男性、学童期からの夜盲、近視の訴えがあり、母方従兄が同症状。電気生理学的所見で網膜機能低下（錐体＞杆体）を示し、遺伝学的検査で *RPGR* 変異を同定。矯正視力右眼0.5、左眼0.08、等価球面度数右眼−8.00D、左眼−7.00D。
眼底所見、FAF、OCTで黄斑部と中間周辺部に視細胞・網膜色素上皮細胞を中心として萎縮性病変が広がっている。

利益相反

Astellas Pharma Inc.【F】、Astellas Pharma Inc.【C】、Kubota Pharmaceutical Holdings Co.、Ltd.【C】、Acucela inc.【C】、NightstaRx Limited.【C】、Novartis International AG.【C】

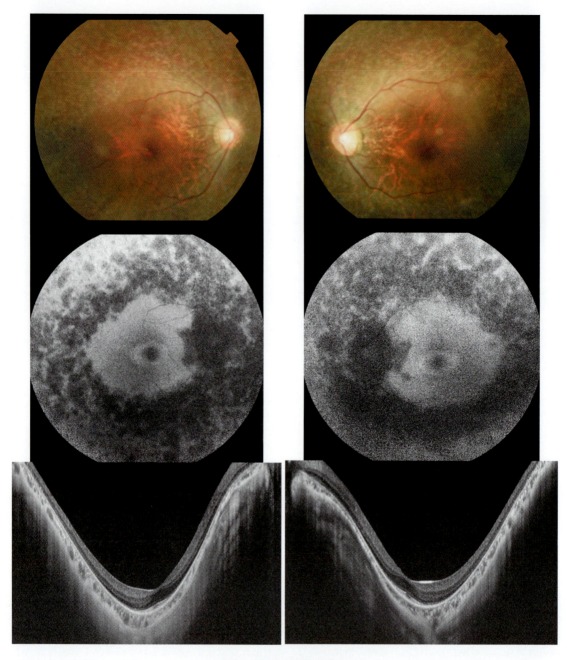

図4 網膜色素変性症

47歳男性、学童期からの夜盲、近視の訴えがあり、家族歴はない。電気生理学的所見で網膜機能消失を示し、遺伝学的検査で *EYS* 遺伝子変異を同定。矯正視力右眼0.8、左眼0.8、等価球面度数右眼−6.00D、左眼−6.00D。
眼底所見、FAF、OCTで中間周辺部から最周辺部にかけて視細胞・網膜色素上皮細胞を中心として萎縮性病変が広がっている。

SANTEN Company Limited,【R】、Foundation Fighting Blindness【F】、Foundation Clinical Research Institute【R】、日本眼科学会【R】、日本網膜色素変性協会【R】

執筆者情報

1）東京医療センター 臨床研究センター（感覚器センター）（東京都目黒区）、2）慶應義塾大学医学部眼科学教室、3）UCL Institute of Ophthalmology（London）、4）Moorfields Eye Hospital（London）、5）Peking Union Medical College Hospital（Beijing）、6）Army Medical University（Chongqing）、7）慶應義塾大学大学院健康マネジメント研究科、8）よこかわクリニック（吹田市）

▋文献

1）Jiang X et al: Progress and Control of Myopia by Light Environments. Eye Contact Lens 44: 273-8, 2018

2）Dolgin E: The myopia boom. Nature 519: 276-8, 2015

3）Holden BA et al: Global Prevalence of Myopia and High Myopia and Temporal Trends from 2000 through 2050. Ophthalmology 123: 1036-42, 2016

4）Chia A et al: Atropine for the treatment of childhood myopia: changes after stopping atropine 0.01％, 0.1％ and 0.5％. Am J Ophthalmol 157: 451-7.e1, 2014

5）Chia A et al: Atropine for the treatment of childhood myopia: safety and efficacy of 0.5％, 0.1％, and 0.01％ doses（Atropine for the Treatment of Myopia 2）. Ophthalmology 119: 347-54, 2012

6）Chua WH et al: Atropine for the treatment of childhood myopia. Ophthalmology 113: 2285-91, 2006

7）Torii H et al: Violet Light Exposure Can Be a Preventive Strategy Against Myopia Progression. EBioMedicine 15: 210-9, 2017

8）Jiang X et al: A highly efficient murine model of experimental myopia. Sci Rep 8: 2026, 2018

9）Tsuji S: Genetics of neurodegenerative diseases: insights from high-throughput resequencing. Hum Mol Genet 19（R1）: R65-70, 2010

10）Cheng CY et al: Nine loci for ocular axial length identified through genome-wide association studies, including shared loci with refractive error. Am J Hum Genet 93: 264-77, 2013

11）Verhoeven VJ et al: Genome-wide meta-analyses of multiancestry cohorts identify multiple new susceptibility loci for refractive error and myopia. Nat Genet 45: 314-8, 2013

12）Oishi M et al: Association between *ZIC2*, *RASGRF1*, and *SHISA6* genes and high myopia in Japanese subjects. Invest Ophthalmol Vis Sci 54: 7492-7, 2013

13）Miyake M et al: Identification of myopia-associated WNT7B polymorphisms provides insights into the mechanism underlying the development of myopia. Nat Commun 6: 6689, 2015

14）Li J, Zhang Q: Insight into the molecular genetics of myopia. Mol Vis 23: 1048-80, 2017

15）Li J et al: Exome sequencing identified null mutations in *LOXL3* associated with early-onset high myopia. Mol Vis 22: 161-7, 2016

16）Jin ZB et al: Trio-based exome sequencing arrests de novo mutations in early-onset high myopia. Proc Natl Acad Sci U S A 114: 4219-24, 2017

17）Kloss BA et al: Exome Sequence Analysis of 14 Families With High Myopia. Invest Ophthalmol Vis Sci 58: 1982-90, 2017

18）Sun W et al: Exome Sequencing on 298 Probands With Early-Onset High Myopia: Approximately One-Fourth Show Potential Pathogenic Mutations in RetNet Genes. Invest Ophthalmol Vis Sci 56: 8365-72, 2015

19）Zhou L et al: Frequent mutations of RetNet genes in eoHM: Further confirmation in 325 probands and comparison with late-onset high myopia based on exome sequencing. Exp Eye Res 171: 76-91, 2018

20) Fujinami K et al: Novel *RP1L1* Variants and Genotype-Photoreceptor Microstructural Phenotype Associations in Cohort of Japanese Patients With Occult Macular Dystrophy. Invest Ophthalmol Vis Sci 57: 4837-46, 2016

21) 藤波 芳：図説「目で見る遺伝医学」シリーズ（No.5）遺伝性網膜疾患の現状と展望．医療 70: 282-7, 2016

外来で役立つ近視の知識 ③

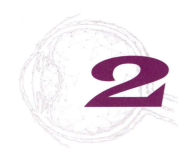

2 近視発生、進行の基礎概念

慶應義塾大学医学部眼科学教室
光生物学研究室
栗原　俊英 Toshihide Kurihara

重要なポイント

 眼軸長をコントロールする「正視化現象」が眼球屈折系発達の本態である。

 正視化現象は視覚入力（インプット）から強膜伸展（アウトプット）に至るカスケードによって制御されている。

 インプット、アウトプットいずれの部位も近視の発生および進行に関与する可能性がある。

I. 眼球屈折系の発達と「正視化現象」

　胎生期から新生児期における眼球の発生段階が成熟していくのに伴い、光学的な眼球の屈折系の発達も進行する。出生時の屈折は動物種によりさまざまで、アカゲザルやマーモセットでは極端な遠視、ハヤブサやダチョウは近視だが、ヒトやヒヨコは個体差が大きい[1]。このように動物種においても個体間においても生直後の屈折はさまざまだが、魚類からヒトまでほぼすべての動物種で、眼球屈折系が正視へと収束していく生理的な発達過程が確認され、「正視化現象（emmetropization）」と呼ばれている[2]。

　ヒトにおいて、屈折を主に構成する角膜・水晶体の屈折力、眼軸長のうち、角膜および水晶体の屈折力には出生時の個体差はあまりみられないが[3]、眼軸長のばらつきが大きいため[4]、眼球全体の屈折は近視から遠視まで個体差がある[5]。その後出生3か月時点では平均して+2〜+4D（ジオプター）程度の遠視となる[6]。生後、眼球全体が大きくなるにしたがって、角膜はよりフラットに、水晶体厚はより薄く変化し、特に水晶体屈折力は出生直後の40Dから成人における20Dへと大きく減少する。一方、眼軸長は出生直後の17 mm前後から1歳時点では20 mm、6歳までに22 mm、成人で24〜25 mmへと伸長し、屈折は正視に近づいていく[7,8]（図1）。

　この「正視化現象」の過程には視覚環境による補正が必須である。角膜と水晶体による焦点面が網膜の前面に存在するのか、それとも後面に存在するのかを感知して眼軸長の伸長程

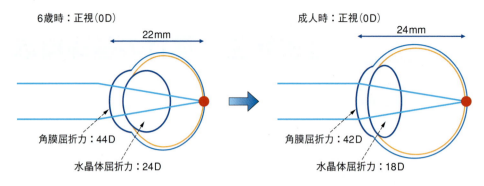

図1　正視化現象

生後、眼球全体が大きくなるにしたがって、角膜はよりフラットに、水晶体厚はより薄く変化し、角膜・水晶体の屈折力は減少する。視覚環境による補正を伴い、眼軸長は焦点面と一致するよう伸長する。

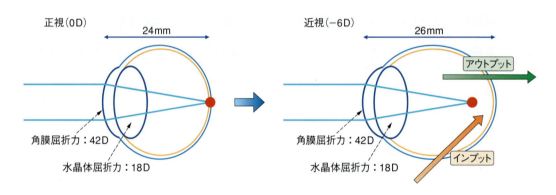

図2　正視化現象の崩れと近視の発生

正視化現象が崩れ、眼球の屈折要素による焦点面から眼軸長が逸脱して伸長することにより近視が発生、進行する。近視の発症には正視化現象におけるインプット、アウトプットいずれか、あるいはそれぞれに問題がある可能性がある。

度を調整する仕組みが存在する[9)][10)]。さまざまな種の動物実験近視モデルから視覚刺激による焦点面の補正には角膜・水晶体の屈折力変化はほとんど関与せず、眼軸長の変化によって行われることがわかっている[11)〜13)]。角膜混濁や先天白内障、眼瞼下垂など、形態覚が遮断された眼では、網膜が焦点面を感知することができず眼軸長が伸長を続ける[14)][15)]。視覚入力（インプット）から強膜の伸展（アウトプット）に至るカスケードが正視化現象と屈折系発達の本質であり、正視化現象の崩れが近視の発生と進行を引き起こすと考えることができる（図2）。

II. 光学的な入力因子

近業作業と近視進行の関連は古くから指摘されてきた。視覚対象が近方に移れば、焦点面

も眼球後方へ移動するが、実際は水晶体の調節により近方視でも網膜と一致するよう焦点面は移動する。この時、不十分な調節で生じる「調節ラグ」により、焦点面が網膜後方にあると認識され、正視化現象により眼軸長が伸長する可能性がある[16][17]。また、乱視や高次収差による「ぼけ画像」が適切な正視化現象を妨げ得る[18][19]。さらに、視軸上の網膜中心窩では焦点面が一致していても、相対的に網膜周辺では焦点面が後方（遠視状態）にある「軸外収差」の近視進行への関与が指摘されてきた[20]。

III. 視覚入力（インプット）を処理する網膜神経回路

網膜へ投射された視覚の焦点面が網膜の後方に位置するのか（遠視性）、前方に位置するのか（近視性）を、網膜がどのように認識するのか生化学的、細胞生物学的に研究されてきた。動物実験近視モデルにおいて、遠視性の近視化刺激を代償するように眼軸長が伸長し、近視性の遠視化刺激により眼軸長が短縮する際に、網膜において発現変動する因子のうちグルカゴン、レチノイン酸、ドパミン、アセチルコリンなどが眼軸長伸長に影響を与える因子として着目されている。

グルカゴンはインスリンと同様に膵臓に多く発現し血糖を調節する因子で、グルコースの細胞内への取り込みを促し血糖を下げるインスリンとは逆に、糖新生を促進し血糖値を上昇させるペプチドホルモンである。神経系でもグルカゴンの発現がみられ、網膜においてはアマクリン細胞の一部にグルカゴン陽性細胞が存在する。これらグルカゴン陽性アマクリン細胞は、遠視化刺激によってグルカゴンおよび Egr1（early growth response protein 1）の発現を亢進させ、近視化刺激により低下させる[21][22]。Egr1 ノックアウトマウスは自然発症の近視表現型を示す[23]など、Egr1 は機能的に近視抑制因子であることがわかっている。

レチノイン酸はビタミン A（レチノール）の誘導体で、細胞分化や増殖を制御する因子として知られている。近視化刺激によりレチノイン酸とその受容体（retinoic acid receptor：RAR）、およびレチノイン酸の合成酵素である 2 型アルデヒド脱水素酵素（aldehyde dehydrogenase 2：Aldh2）の発現が亢進し、動物へレチノイン酸を投与することで近視が促進する[24][25]。

ドパミンは代表的な神経伝達物質のひとつで、網膜のすべての神経細胞にその受容体が発現しているが、ドパミンを発現するのは一部のアマクリン細胞のみである。光照射刺激によりドパミン陽性アマクリン細胞はドパミンを放出し、暗順応に寄与するほか概日周期にも関与する。近視化刺激によりドパミンおよびその代謝産物 DOPAC（dihydroxyphenylacetic acid）は減少し、ドパミンおよびそのアゴニストであるアポモルフィン投与により近視化は抑制される[26]。

アセチルコリンは主要な神経伝達物質であり、代謝調節型のムスカリン受容体とイオンチャネル型のニコチン受容体のふたつの受容体に結合する。眼内のムスカリン受容体は瞳孔括約筋や毛様体筋の神経終末に分布し縮瞳や調節に作用するほか、網膜では神経節細胞やア

マクリン細胞に加え、網膜色素上皮や脈絡膜での発現が確認されている[27]。ムスカリン受容体拮抗薬であるアトロピンやピレンゼピンによる近視進行抑制作用は動物実験においてもヒトを対象とした臨床試験でも確認されているが、その作用機序は現在においても確実にはわかっていない。

IV. 強膜伸展（アウトプット）に至るカスケード

網膜で得られたインプットに対する反応は、解剖学的に網膜色素上皮、脈絡膜を経て、強膜の形態的変化へ至る。網膜色素上皮は視サイクル、タイトジャンクションによる外血液網膜柵の形成に加え、イオンおよび水チャネルの調節やサイトカイン分泌により網膜の恒常性維持に寄与している。近視化刺激によるイオンチャネルの発現変化に応じて脈絡膜の菲薄化が生じるほか、上述のドパミンやムスカリン受容体は網膜色素上皮にも発現しており、薬剤の直接的な標的となる可能性がある。また、網膜色素上皮から分泌される IGF-1（insulin-like growth factor-1）, TGF-β（transforming growth factor-beta）, FGF（fibroblast growth factor）, VEGF（vascular endothelial growth factor）といった増殖因子は眼軸長伸長に関与し得る[28]。

多くの動物種では脈絡膜がその厚みを変化させることで、網膜を前後に移動させることによって調節に関わっており[29]、程度は少ないものの調整時の脈絡膜厚の変化はヒトでも観察できる[30]。このような脈絡膜厚の変化は、ヒアルロン酸合成酵素（hyaluronan synthase：HAS）とヒアルロン酸の発現量によって調整されている可能性がある[31]。脈絡膜は網膜色素上皮と同様に神経伝達物質やサイトカインの分泌源としても強膜伸展に関与し得る。

強膜はそのほとんどがコラーゲンをはじめとする細胞外マトリクスで構成されており、細胞成分は少ない。強膜を構成する主な細胞は線維芽細胞で、細胞外マトリクスの合成と分解を、増殖因子などのサイトカインやマトリクスメタロプロテアーゼ（MMP）などの蛋白質分解酵素の発現量により制御し、強膜の恒常性を維持している[32]。強膜伸展は眼軸長伸長の本態で、近視進行におけるアウトプットである。網膜、脈絡膜から発せられたシグナルが、強膜線維芽細胞に作用することで、強膜における生化学的、構造的な変化をきたし、最終的に強膜の剛性が失われる「強膜リモデリング」が眼軸長伸長の直接的な機序と考えることができる[33]。

おわりに

近視は、眼球内の異なる細胞・組織の相互作用により発生し、その複雑な病態生理をできるだけ単純に理解する必要がある。本稿では、眼軸長をコントロールする正視化現象が眼球屈折系発達の本態であり、視覚入力（インプット）から強膜伸展（アウトプット）に至るカスケードによって制御されていることを述べた（図 3）。正視化現象に関わるインプット、アウトプットはいずれの部位でも近視の発生、進行に関与する可能性があり、近視進行抑制

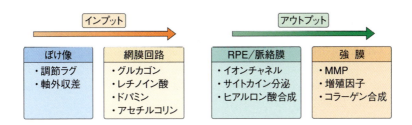

図3 近視発生に関わる眼球構成要素
ぼけ像を認識した網膜回路における神経伝達物質の発現量変化（インプット）が、網膜色素上皮（RPE）や脈絡膜におけるサイトカイン分泌に影響を与え、強膜リモデリングを促す（アウトプット）。

の標的となり得る。一方、動物実験と臨床試験の乖離や正視化現象では合目的に説明が難しい光環境や概日周期と近視発生との関連があり、今後はさらなる本質的な研究の発展が必要である。

文献

1) Wallman J and Winawer J: Homeostasis of eye growth and the question of myopia. Neuron 43: 447-68, 2004
2) Benjamin B et al: Emmetropia and its aberrations; a study in the correlation of the optical components of the eye. Spec Rep Ser Med Res Counc（G B）11: 1-69, 1957
3) Sorsby A et al: Family studies on ocular refraction and its components. J Med Genet 3: 269-73, 1966
4) Larsen JS: The sagittal growth of the eye. IV. Ultrasonic measurement of the axial length of the eye from birth to puberty. Acta Ophthalmol 49: 873-86, 1971
5) Cook RC and Glasscock RE: Refractive and ocular findings in the newborn. Am J Ophthalmol 34: 1407-13, 1951
6) Mutti DO et al: Axial growth and changes in lenticular and corneal power during emmetropization in infants. Invest Ophthalmol Vis Sci 46: 3074-80, 2005
7) Hussain RN et al: Axial length in apparently normal pediatric eyes. Eur J Ophthalmol 24: 120-3, 2014
8) Mutti DO et al: Ocular Component Development during Infancy and Early Childhood. Optom Vis Sci 95: 976-85, 2018
9) Wallman J et al: Local retinal regions control local eye growth and myopia. Science 237: 73-7, 1987
10) Hung LF et al: Spectacle lenses alter eye growth and the refractive status of young monkeys. Nat Med 1: 761-5, 1995
11) Siegwart JT Jr and Norton TT: Regulation of the mechanical properties of tree shrew sclera by the visual environment. Vison Res 39: 387-407, 1999
12) Qiao-Grider Y et al: Nature of the refractive errors in rhesus monkeys（Macaca mulatta）with experimentally induced ametropias. Vision Res 50: 1867-81, 2010
13) Jiang X et al: A highly efficient murine model of experimental myopia. Sci Rep 8: 2026, 2018
14) von Noorden GK and Lewis RA: Ocular axial length in unilateral congenital cataracts and blepharoptosis. Invest Ophthalmol Vis Sci 28: 750-2, 1987
15) Rabin J et al: Emmetropization: a vision-dependent phenomenon. Invest Ophthalmol Vis Sci 20: 561-4, 1981
16) Gwiazda J et al: Myopic children show insufficient accommodative response to blur. Invest Ophthalmol Vis Sci 34: 690-4, 1993
17) Mutti DO et al; CLEERE Study Group: Accommodative lag before and after the onset of myopia. Invest Ophthalmol Vis Sci 47: 837-46, 2006

18) Buehren T et al: Potential higher-order aberration cues for sphero-cylindrical refractive error development. Optom Vis Sci 84: 163-74, 2007

19) Queiros A et al: Astigmatic Peripheral Defocus with Different Contact Lenses: Review and Meta-Analysis. Curr Eye Res 41: 1005-15, 2016

20) Smith EL 3rd et al: Peripheral vision can influence eye growth and refractive development in infant monkeys. Invest Ophthalmol Vis Sci 46: 3965-72, 2005

21) Fischer AJ et al: Light- and focus-dependent expression of the transcription factor ZENK in the chick retina. Nat Neurosci 2: 706-12, 1999

22) Ashby R et al: Alterations in ZENK and glucagon RNA transcript expression during increased ocular growth in chickens. Mol Vis 16: 639-49, 2010

23) Schippert R et al: Relative axial myopia in Egr-1 (ZENK) knockout mice. Invest Ophthalmol Vis Sci 48: 11-7, 2007

24) Seko Y et al: In vivo and in vitro association of retinoic acid with form-deprivation myopia in the chick. Exp Eye Res 63: 443-52, 1996

25) McFadden SA et al: Retinoic acid signals the direction of ocular elongation in the guinea pig eye. Vision Res 44: 643-53, 2004

26) Seko Y et al: Apomorphine inhibits the growth-stimulating effect of retinal pigment epithelium on scleral cells in vitro. Cell Biochem Funct 15: 191-6, 1997

27) Fischer AJ et al: Identification and localization of muscarinic acetylcholine receptors in the ocular tissues of the chick. J Comp Neurol 392: 273-84, 1998

28) Zhang Y and Wildsoet CF: RPE and Choroid Mechanisms Underlying Ocular Growth and Myopia. Prog Mol Biol Transl Sci 134: 221-40, 2015

29) Nickla DL and Wallman J: The multifunctional choroid. Prog Retin Eye Res 29: 144-68, 2010

30) Woodman-Pieterse EC et al: Regional Changes in Choroidal Thickness Associated With Accommodation. Invest Ophthalmol Vis Sci 56: 6414-22, 2015

31) Summers Rada JA and Hollaway LR: Regulation of the biphasic decline in scleral proteoglycan synthesis during the recovery from induced myopia. Exp Eye Res 92: 394-400, 2011

32) McBrien NA and Gentle A: Role of the sclera in the development and pathological complications of myopia. Prog Retin Eye Res 22: 307-38, 2003

33) McBrien NA et al: Biomechanics of the sclera in myopia: extracellular and cellular factors. Optom Vis Sci 86: E23-30, 2009

外来で役立つ近視の知識

3 病的近視の検査、診断、分類、予防と治療

国立国際医療研究センター眼科（東京都新宿区）
永原　幸 Miyuki Nagahara

重要なポイント

 病的近視の主な原因は眼軸長の増大で成人期以降も延長している。

 近視性脈絡膜新生血管は約10%に発症、抗VEGF薬硝子体内注射が有効

 網膜分離症、黄斑円孔網膜剥離に対しては症例に応じた手術治療を検討する。

はじめに

　病的近視の定義は国際的に統一された診断基準はなく、屈折値の程度、眼底所見などから診断が行われている。屈折値の程度は角膜屈折力、水晶体屈折力、眼軸長の影響を受けて変わるが、病的近視は眼軸長の増大が主な原因で成人期以降も延長しているといわれている。本稿では、病的近視の検査、診断、分類、予防と治療について解説する。

I. 病的近視の検査

1. 屈折検査

　わが国における近視の検査と診断は屈折値を基準として、従来から庄司[1]の分類が標準的に使用されており、−3D以下は弱度近視、−3D〜−6Dが中等度近視、−6D〜−10Dが強度近視、−10D〜−15Dが最強度近視、−15Dより強いものは極度近視に分類される。所らは年齢別に算出した眼軸長の平均値から標準偏差の3倍以上長い眼を病的近視と定義し、屈折度に換算した値を診断基準として提唱し、何らかの視機能異常を示す病的近視は−8D以上であると報告している[2]。

2. 眼軸長検査

　眼軸長の測定は光学式眼軸長測定装置の進歩によって、従来の超音波Aモード法よりも簡便かつ正確に測定できるようになった。正視眼の眼軸長は13歳ごろで変化が停止すると

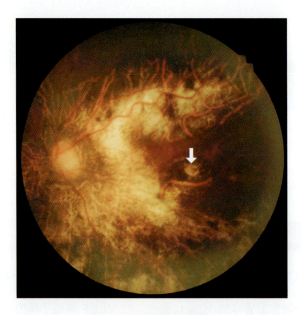

図 1　脈絡網膜萎縮

びまん性脈絡網膜萎縮（diffuse chorioretinal atrophy）と限局性脈絡網膜萎縮（patchy atrophy，矢印）が認められる。

報告されているが[3]、病的近視では成人期以降でも延長していることが報告されている。超音波 A モード法で測定した病的近視の平均眼軸長は初回 28.5 mm に対し、最終測定時 29.4 mm と延長しており、病態別に分けると後部ぶどう腫眼では 0.11 mm/年、後部ぶどう腫のない眼では 0.06 mm/年で延長していることがわかった[4]。さらに光学式眼軸長測定装置（IOLMaster®, Carl Zeiss Meditec）を用いた研究では初回測定が平均 29.35 mm に対し、2 年後の平均 29.48 mm と平均 0.13 mm の延長があったと報告されている[5]。このことから病的近視は眼軸長の延長が成人期以降も続いており、病的近視予防の観点から小児期においても進行の診断に眼軸長の測定が有用であると考えられる。

　測定時の注意点としては、視軸を捉えて測定することが重要であるが、後部ぶどう腫がある場合はその形状によって正確に測定できない場合があり、測定時には同一条件で測定するように努める必要がある。また、測定原理として眼軸長算出のために超音波 A モード法は等価音速を、光学式眼軸長測定装置は等価屈折率を採用しているため、硝子体腔の占める割合が大きい病的近視では誤差が生じることは避けられない。

3．眼底検査・OCT

　検眼鏡による眼底検査の所見では眼底後極部に変性または悪性と呼ばれる近視性黄斑部病変、あるいは後部ぶどう腫を伴う病変を認めるものを病的近視と診断している。

　近年、光干渉断層計（optical coherence tomography：OCT）の進歩に伴い、非侵襲的かつ定量的に後極部の網脈絡膜の変化を観察できるようになった。病的近視は近視性脈絡膜新生血管、近視性網膜分離症、黄斑円孔網膜剥離などの病態が相まって視力が低下していること

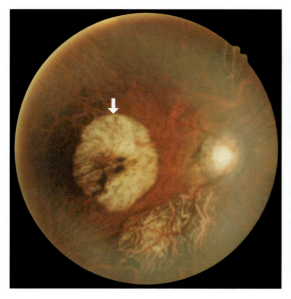 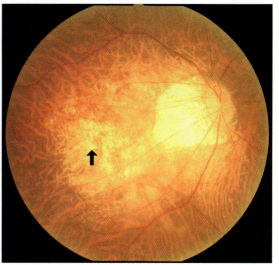

図2 黄斑萎縮　　　　　　　　　　　　　　　図3 Lacquer cracks
mCNVからの萎縮で生じた黄斑萎縮で強い色素沈着を　　ぶどう腫内に生じたBruch膜の断裂
伴うFuchs斑が認められる。

があり、OCTを用いることで検眼鏡的には難しい微小な変化を正確に捉えることができることから、診断と治療に必須の検査機器になっている。

近視性脈絡膜新生血管（mCNV）は病的近視の約10％に発症し[6]、網膜下に伸展するいわゆるType 2の脈絡膜新生血管であり、黄斑萎縮による視力低下の原因になる。発症初期の段階で適切な治療をすれば、黄斑萎縮に伴う視力低下を最小限に抑えることができるが、放置すると出血を繰り返して広範囲の黄斑萎縮を生じる。診断にはフルオレセイン蛍光眼底造影（fluorescein angiography：FA）、インドシアニングリーン蛍光眼底造影（indocyanine green angiography：IA）、眼底自発蛍光（fundus autofluorescence：FAF）、OCT、光干渉断層血管撮影（optical coherence tomography angiography：OCTA）などを用いるが、非侵襲的で繰り返し検査の行えるOCT（spectral-domain OCT：SD-OCT）、OCTAが診断と治療効果の判断に有用である。FAでは造影初期に境界鮮明、中期から後期にかけて蛍光漏出を示す。活動性が高い時期は旺盛な蛍光漏出を示すが、活動性が低くなると漏出は少なくなる。

II. 病的近視の分類

病的近視はいくつかの病態が相まった多様な眼底所見を呈する。眼底後極部の変性または悪性と呼ばれる近視性黄斑部病変、あるいは後部ぶどう腫を伴う病変を認めるものを病的近視と診断しているが、これまで国際的な判定基準がなく病態の比較が困難であった。

表 1　近視性黄斑症の新しい分類

眼底	所見
カテゴリー 0	近視性黄斑症なし
カテゴリー 1 紋理眼底	眼軸長延長に伴う網膜色素上皮の菲薄化で脈絡膜血管が透けて見える状態である。
カテゴリー 2 びまん性脈絡網膜萎縮	脈絡膜毛細血管の不完全閉塞によると考えられる境界不鮮明な黄白色の眼底病変である（図 1、2、3）。
カテゴリー 3 限局性脈絡網膜萎縮	脈絡膜毛細血管の完全閉塞による白色境界明瞭な斑状の眼底病変で、この萎縮病変の範囲は絶対暗点になる（図 1）。
カテゴリー 4 黄斑萎縮	黄斑部の脈絡膜毛細血管の完全閉塞で、この萎縮病変の範囲は絶対暗点になる（図 2）。
プラス病変 ＋Lacquer cracks ＋近視性脈絡膜新生血管 ＋Fuchs 斑	Lacquer cracks は Bruch 膜の断裂によって生じる病変（図 3）。近視性脈絡膜新生血管は中心窩か傍中心窩に発生する脈絡膜新生血管。Fuchs 斑は滲出性のない退縮した脈絡膜新生血管で強い色素沈着を伴う（図 3）。

1. 近視性黄斑症の新分類

　多様な眼底所見を呈する病的近視は共通の判断基準を設けなければ、予防や治療戦略の議論が行えないため、2015 年 Ohno（大野）ら[7]によって近視性黄斑症の新分類が提唱された。これによると眼底所見をカテゴリー 0 は黄斑病変なし、カテゴリー 1 は紋理眼底、カテゴリー 2 はびまん性脈絡網膜萎縮、カテゴリー 3 は限局性脈絡網膜萎縮、カテゴリー 4 は黄斑萎縮の 5 段階に分類、プラス病変として lacquer cracks, 脈絡膜新生血管、Fuchs 斑を加えて重症度分類としている（表 1）。

2. 後部ぶどう腫の分類

　病的近視のなかで後部ぶどう腫を伴うものについては、1977 年 Curtin が後部ぶどう腫の形を眼底所見で Type I から X までに分類している（図 4）[8]。Type I はアーケード血管を含め後極全体が拡張している。Type II は黄斑、Type III は視神経乳頭、Type IV は鼻側、Type V は下方、Type VI は I と II の合併、Type VII は I と III の合併、Type VIII は I の鼻側に階層、Type IX はアーケード内に突出した縦の隔壁、Type X は拡張した範囲が乳頭から辺縁にかけてある薄いひだによっていくつかの区画に分かれているのもとしている。2011 年 3D MRI による強度近視眼の眼球形状の解析により、後部ぶどう腫は頻度順に鼻側偏位型、耳側偏位型、紡錘型、樽型の 4 タイプに分類された。さらに 3D MRI と超広角走査レーザー検眼鏡を用いた新しい分類が Ohno らにより提唱された（図 5）[9]。黄斑を含む広範囲のタイプを Wide（Curtin 分類 Type I）、アーケード内を Narrow（Curtin 分類 Type II）、下方を Inferior（Curtin 分類 Type V）とし、黄斑を含まない乳頭周辺タイプ Peripapillary（Curtin 分類 Type III）、鼻側 Nasal（Curtin 分類 Type IV）、下方 Inferior（Curtin 分類 Type V）、そしてその他のものを Others とし Curtin Type IX、Type X と Curtin で分類できないものが含まれる（図 6）。

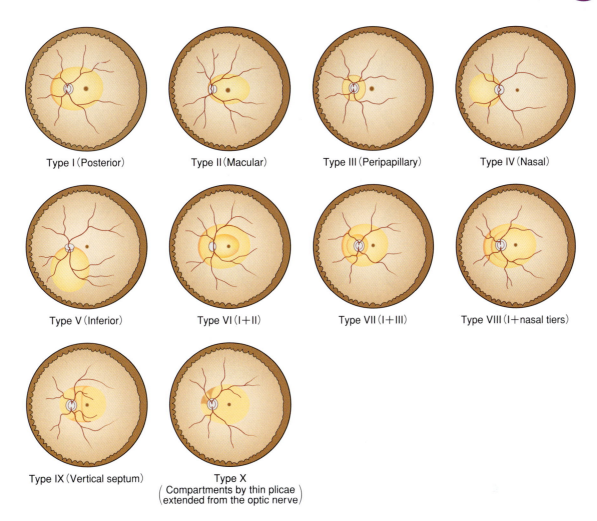

図4 後部ぶどう腫の Curtin 分類（Type I～X）
日本人では Type II、Type I の順に多い。

III. 病的近視の予防

1. 近視進行の背景

　近視の発症には人種差があり、白人や黒人に少なく、わが国を含めアジア人に多いことが知られているが、近年、欧米においても増加していることが報告されている[8)～13)]。近視の発症に遺伝的要因が関与していることについて、これまでさまざまな原因遺伝子の研究が行われてきたが、明らかに発症に関わるものはいまだに発見されていない。角膜屈折力、水晶体屈折力、眼軸長は小児期に変化するが、8歳頃までは正視化現象が続くことが知られている。このことから、8歳以前に近視を発症している早期発症型は環境的要因が少ないことを考えると遺伝的要因が関与していることが疑われる。近視の進行に環境的要因が関与していることは、これまでさまざまな動物実験、コホート研究によって報告されていて、近業が多い場合に進行、戸外活動で抑制されることが知られている。近視は前述した遺伝的要因と環

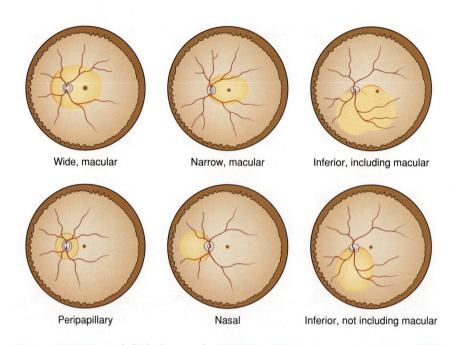

図5　3D MRIと広角走査レーザー検眼鏡を用いた新しい後部ぶどう腫分類
後部ぶどう腫の形はさまざまで分類にないものもある。

境的要因が相まって発症・進行すると考えられるが、進行のパターンがわかれば、予防するための対策を取ることで強度から病的に至る近視を防ぐことが可能になると考えられる。

2. 環境要因と点眼による予防対策

　近視の進行を抑制することが強度近視、病的近視による失明を防ぐための重要な要件になる。1939年に日本政府が通達した近視予防法は、身体の強健、偏食を避け、戸外運動を奨励、眼の疲労を避け、眼を休めること、読書時の姿勢を正しく、30 cm以上の距離を保つ、十分に明るい光の下で勉強する、印刷物は過小な文字を避ける、しばしば視力検査を受け正しい眼鏡を使用することなど、経験に基づいたもので、これらの予防方法は現在も教育機関の生活指導に用いられており、環境的要因を抑制する要件が含まれている。薬物による高い進行予防効果はムスカリン受容体拮抗薬（アトロピン点眼）の有効性が報告されている。0.5％、0.1％、0.01％濃度のアトロピン点眼（1日1回）を比較した報告では、0.01％点眼の副作用が少なく、近視抑制効果がほかの濃度と変わらないことが報告されている[14]。わが国では調節が近視進行の原因であるとの考えに基づき、トロピカミド（ミドリン®M）による治療が主流であるが、現在のところエビデンスに乏しい報告しかない。低濃度（0.01％）アトロピン点眼については、わが国でも有効性と安全性の検討が進められている。

外来で役立つ近視の知識 3

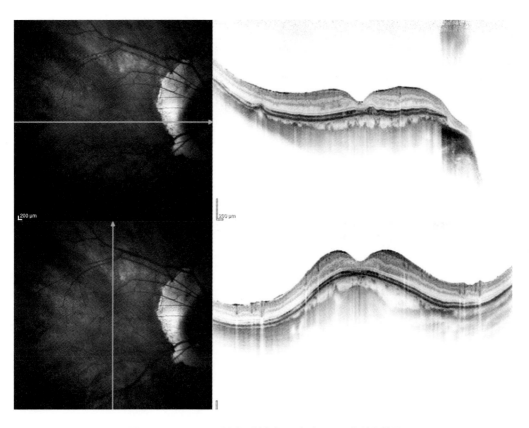

図6　アーケード内が前方に突出した病的近視
Curtin 分類 Type VII 様の眼底像だが、OCT では黄斑部が前方に突出していることがわかる（眼軸長 31.98 mm）。

IV. 病的近視に対するメディカル治療

　mCNV に対する低侵襲治療法として、光凝固による直接凝固、光線力学療法（photodynamic therapy：PDT）、トリアムシノロン注射（硝子体内注射、テノン嚢下注射）と抗 VEGF（vascular endothelial growth factor）薬硝子体内注射がある。このなかで光凝固による直接凝固は萎縮病巣の拡大が生じること、また、PDT 治療は長期経過観察で脈絡膜毛細血管の閉塞による網脈絡膜の萎縮範囲が拡大して治療前よりも視力が悪化することが報告されており、適応には慎重な検討が必要と考えられる。トリアムシノロン注射については、抗 VEGF 薬より視力改善効果が低いと報告されている。抗 VEGF 薬硝子体注射については bevacizumab（未承認薬）の加齢黄斑変性症に対する有効性が報告され、2005 年病的近視に対しても有効性が報告されている[15]。その後わが国では 2013 年 8 月 ranibizumab、その後 aflibercept の mCNV に対する治療が承認され、それぞれ 1 回あたり 0.5 mg、2 mg の硝子体内投与を行いこれらの有効性が報告されている。標準的な投与方法としては、初回投与から 2 か月間は毎月検査を施行し、その後は 1 か月から 3 か月間隔で検査を行い、OCT の所見や

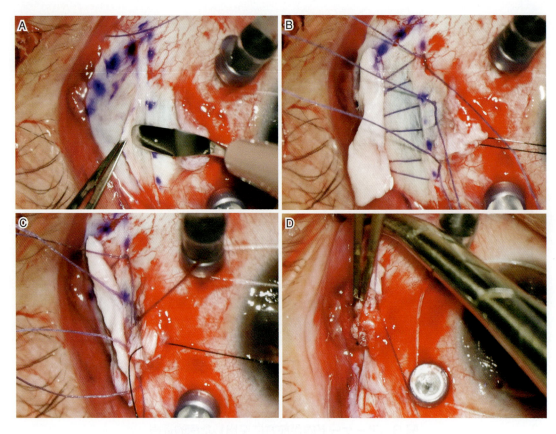

図7　強膜半層切開による強膜短縮術（外直筋の切腱）

外直筋を付着部で切断し耳側強膜を外直筋付着部から後極に7mm，幅12mmの半円状に半層切開を行う（A）。6-0バイクリルをU字の形になるように3か所通糸する（B）。
灌流圧を5mmHg程度に下げて，それぞれの糸を均等に締めこんでいく。半層切開した部位は切開した表層強膜に覆われるため，露出することはない（C）。外直筋を6-0バイクリルで縫合する（D）。

視力が悪化した場合，必要に応じて追加投与を行うものである。最近のbevacizumabとの比較では，afliberceptは投与回数が抑えられることが報告されているが[16]，繰り返し投与による全身への副作用の報告があり，投与に関しては症例に応じて慎重に検討する必要がある。

近視性視神経症に関しては緑内障性視神経症との鑑別が重要になるが，実際のところ眼軸長延長によるものか否かを確実に鑑別することは難しい。眼圧と視野検査を定期的に行い，視野欠損が進行する場合は緑内障点眼薬を開始する。眼圧の下降が十分でなく視野が進行する場合はまず流出路再建の手術治療を検討することになる。近視性視神経症に対する強膜短縮（後述）の有効性については不明である。

V. 病的近視の手術治療

病的近視に発症する網膜分離症，黄斑円孔網膜剝離の原因は眼軸長の伸長に伴い後部ぶど

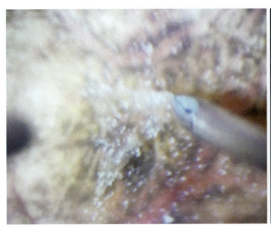
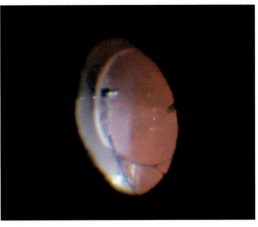

図8 内境界膜剝離と強膜短縮
内境界膜剝離は後部ぶどう腫を超える領域まで剝がす（左）。強膜短縮を施行した場合、耳側に隆起した毛様体扁平部が観察できる（右）。

う腫が生じ、網膜伸展の限界を超えた眼軸長の伸展が背景にあると考えられる。近年、硝子体手術の進歩により治療成績が向上しているが、発症の機序から考えた場合、眼軸長の短縮または突出した後部ぶどう腫の形状の平坦化が理にかなった治療方法である。強膜を短縮する方法は網膜剥離に対する治療方法として報告されたが[17)][18)]、合併症の少ない強膜表層切開による短縮法が行われるようになり[19)][20)]、ぶどう腫を伴う病的近視の黄斑円孔網膜剥離に対しても行われるようになった（図7、8）[21)〜25)]。検体眼による眼軸長短縮の検討では、表層切開と全層切開の短縮では差がなく、耳側強膜表層切開の短縮幅6 mm、8 mm、10 mmに対して平均眼軸長はそれぞれ1.5 mm、2.1 mm、2.65 mm短縮されると報告している[26)]。強膜短縮に強膜全層を縫合で重ね折りたたむ（imbrication）方法を行う報告があるが[27)]、術後に生じる強度の倒乱視をトーリックレンズで矯正するとしている。最近は黄斑円孔網膜剥離に対してのinverted flap法の治療成績が良く、強膜短縮を行わなくとも復位できるとの報告がある[28)]。筆者が網膜分離、または円孔剝離に対して現在行っている強膜短縮は表層切開による約7 mmの短縮であるが、縫合に6-0バイクリルを用いると術後3か月程度で乱視が軽減して2D以下の眼鏡で矯正できるレベルになる（図9）。眼軸長短縮効果は約1 mm程度だが、空気置換でも復位する。円孔が大きい症例は閉鎖が得られないことがあり、inverted flap法を行っている。Peripapillary（Curtin分類 Type III）で分離が生じている場合は、乳頭周囲の内境界膜剝離を行うことで復位が得られる（図10）。

　もうひとつの手段として黄斑部を内陥させる黄斑プロンベの手術が行われているが、現在の硝子体手術による内境界膜剝離が行われる以前、筆者は安藤氏[29)]の黄斑プロンベを使用していた。上直筋から外直筋の耳上側の結膜を切開し、上直筋と外直筋の間に5-0サージロンで幅7 mmのマットレススーチャーを置いてプロンベの形を眼球の外壁を矯正したい形に

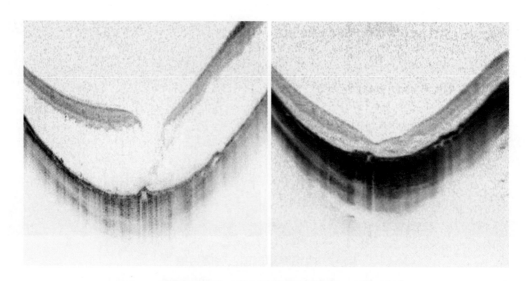

図9 網膜分離に対する内境界膜剥離＋強膜短縮術
術前の後部ぶどう腫の形状（左）と術後3か月の形状（右）。術直後は5D程度の倒乱視になるが、術後3か月では2D程度になり、眼鏡で矯正可能になる。後部ぶどう腫は術前に比べて平坦化していることがわかる。

調整する。設置に際しては硝子体手術と同時に行うと顕微鏡下で眼底を観察しながらプロンベの先端の位置を確認することができる。網膜を復位させる効果は高く、後部ぶどう腫の範囲を超える広範なILM剥離の必要はないが、円孔が大きい場合はinverted flap法が必要になる。空気置換で短期間に復位できることが大きな利点であるが、プロンベの形状の維持にステンレス鋼またはチタン合金が使われており、ステンレス鋼製品についてはMRIの撮影ができなくなり、加えて抜去が必要になった場合に術後時間が経っていると癒着が強く強膜が薄くなっているため困難なことが多い。また、剥離は治るが視力が出ない症例があり、適応には慎重な検討が必要になる。

おわりに

このように眼科手術の飛躍的な進歩に伴い、治療が困難であった病的近視の治療が確実に行えるようになり失明予防に寄与している。重要なことは病的近視の予防であり、小児の頃から近方の作業が増える環境での生活を改善し、進行の予防に努める必要がある。

文献

1) 庄司義治：眼科診療の実際 上巻（改訂4版）．金原出版，東京，1956
2) 所 敬ほか：眼軸長よりみた高度近視の診断基準について．厚生省特定疾患網膜脈絡膜萎縮症調査班，昭和52年

外来で役立つ近視の知識 3

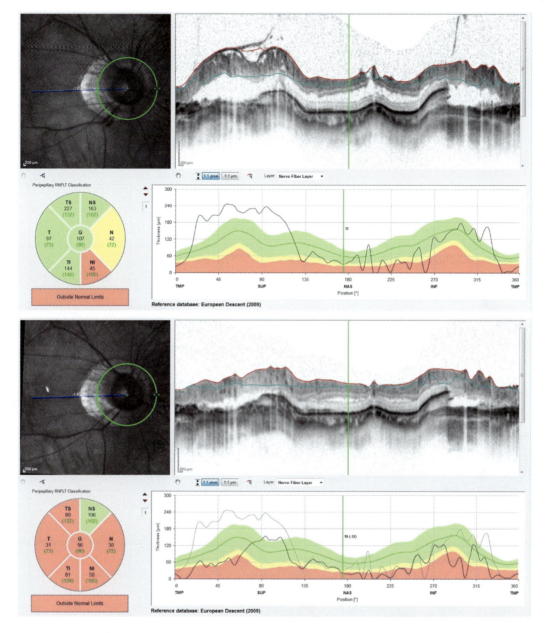

図10　Peripapillary（Curtin 分類 Type III）のぶどう腫
乳頭周囲に網膜分離が認められる（上）。乳頭上の硝子体は強固に接着していたが、乳頭周囲から後部ぶどう腫の超える内境界膜を剥離して復位した（下）。剥離術前矯正視力（0.06）は術後矯正視力（0.6）まで回復した。

度報告書．7-12，1978
3) Leasen JS: The sagittal growth of the eye. IV. Ultrasonic measurement of the axial length of the eye from birth to puberty. Acta Ophthalmol（Copenh）49: 873-86, 1971
4) Saka N et al: Long-term changes in axial length in adult eyes with pathologic myopia. Am J Ophthalmol 150: 562-8.e1, 2010
5) Saka N et al: Changes of axial length measured by IOL master during 2 years in eyes of adults with pathologic myopia. Grae-

3. 病的近視の検査、診断、分類、予防と治療

fes Arch Clin Exp Ophthalmol 251: 495-9, 2013

6) Morgan IG et al: Myopia. Lancet 379: 1739-48, 2012

7) Ohno-Matsui K et al; META-analysis for Pathologic Myopia（META-PM）Study Group: International photographic classification and grading system for myopic maculopathy. Am J Ophthalmol 159: 877-83, 2015

8) Curtin BJ: The posterior staphyloma of pathologic myopia. Trans Am Ophthalmol Soc 75: 67-86, 1977

9) Ohno-Matsui K: Proposed classification of posterior staphylomas based on analyses of eye shape by three-dimensional magnetic resonance imaging and wide-field fundus imaging. Ophthalmology 121: 1798-809, 2014

10) Wong TY et al: Prevalence and risk factors for refractive errors in adult Chinese in Singapore. Invest Ophthalmol Vis Sci 41: 2486-94, 2000

11) Saw SM et al: Prevalence and risk factors for refractive errors in the Singapore Malay Eye Survey. Ophthalmology 115: 1713-9, doi: 10.1016/j.ophtha.2008.03.016, 2008

12) Liang YB et al: Refractive errors in a rural Chinese adult population the Handan eye study. Ophthalmology 116: 2119-27, doi: 10.1016/j.ophtha.2009.04.040, 2009

13) Vitale S et al: Increased prevalence of myopia in the United States between 1971-1972 and 1999-2004. Arch Ophthalmol 127: 1632-9, doi: 10.1001/archophthalmol.2009.303, 2009

14) Chia A et al: Five-Year Clinical Trial on Atropine for the Treatment of Myopia 2: Myopia Control with Atropine 0.01％ Eyedrops. Ophthalmology 123: 391-9, 2016

15) Nguyen QD et al: Bevacizumab suppresses choroidal neovascularisation caused by pathological myopia. Br J Ophthalmol 89: 1368-70, 2005

16) Wang JK et al: Intravitreal aflibercept versus bevacizumab for treatment of myopic choroidal neovascularization. Sci Rep 8: 14389, 2018

17) Müller L: Eine neue operative Behandlung der Netzhautabhebung. Klin Monatsbl Augenheilkd 41: 459-62, 1903

18) Lindner K: Heilungsversuche bei prognostisch ungünstigen Fällen von Netzhautabhebung. Ztschr Augenheilkd 81: 277-99, 1933

19) Everett WG: An experimental evaluation of scleral shortening operations. AMA Arch Ophthalmol 56: 34-47, 1956

20) Chamlin M, Rubner K: Lamellar undermining. Am J Ophthalmol 41: 633-8, 1956

21) Kuriyama S et al: Surgical techniques and reattachment rates in retinal detachment due to macular hole. Arch Ophthalmol 108: 1559-61, 1990

22) Siam AL: Macular hole with central retinal detachment in high myopia with posterior staphyloma. Br J Ophthalmol 53: 62-3, 1969

23) Ueda T et al: Therapeutic approach in retinal detachment with macular hole after failure by intraocular gas and laser photocoagulation. Jpn Rev Clin Ophthalmol 86: 2616-20, 1992

24) Shimizu E et al: Scleral resection for retinal detachment with macular hole after failure of intraocular gas. Jpn Rev Clin Ophthalmol 88: 1583-6, 1994

25) 松村美代，荻野誠周：網膜剥離の手術療法　特殊な病型の手術療法　高度近視に伴う黄斑円孔網膜剥離の治療．眼科手術 9: 425-8, 1996

26) Nakagawa N et al: Effect of scleral shortening on axial length. Arch Ophthalmol 118: 965-8, 2000

27) Ando Y et al: Vitrectomy and scleral imbrication in patients with myopic traction maculopathy and macular hole retinal detachment. Graefes Arch Clin Exp Ophthalmol 255: 673-80, 2017

28) Takahashi H et al: INVERTED INTERNAL LIMITING MEMBRANE FLAP TECHNIQUE FOR TREATMENT OF MACULAR HOLE RETINAL DETACHMENT IN HIGHLY MYOPIC EYES. Retina 38: 2317-26, 2018

29) 安藤文隆：黄斑円孔を伴う網膜剥離に対する黄斑プロンベ縫着術の適応と予後．眼臨 78: 1320-4, 1984

4 近視のマウスモデル研究とこれまでの動物モデル研究

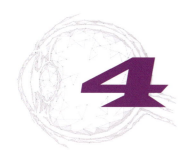

慶應義塾大学医学部眼科学教室
姜　効炎 Xiaoyan Jiang，栗原俊英 Toshihide Kurihara

重要なポイント

- ✓ 近視発症メカニズムの解明や治療法の開発には、他の疾患と同じく人間の病態をうまく反映する動物疾患モデルが必要である。
- ✓ 近視研究に使われる動物種はヒヨコ、マウス、ツパイ、モルモット、マーモセット、アカゲザルなどがある。
- ✓ 動物の近視状態を誘導するために形態覚遮断法とレンズ誘導法の2つの方法がある。
- ✓ 動物種によって近視の特徴が異なり、実験目的に応じて動物種を選ぶべきである。
- ✓ 完璧に人間の病態を反映する動物モデルは存在しない。動物モデルで得られた結論をどこまで人間に適応できるかは慎重に考えなければならない。

はじめに

　本稿では動物を用いる近視研究に触れ、実験近視動物モデルで解明された事実や矛盾、また各動物モデルの利点や欠点などについて紹介する。

I. 近視動物の表現型とその評価方法

　人間の近視と同じく、実験近視の主な評価項目も屈折度の近視化と眼軸長の伸長である。実験動物に対して人為的に近視状態を誘導し、正常動物との変化を形態学的レベルから分子細胞生物学レベルまで調べ、何らかの介入（薬剤投与や光曝露など）を行い、その介入効果（近視の表現型がより強くなったのか、弱くなったのか）を調べるのが実験近視研究の大きな流れとなっている。
　近視動物モデルの表現型（眼軸長と屈折度）の評価方法は動物種によって大きく異なる。

アカゲザルやマーモセットなど眼が比較的大きい動物の屈折度の測定にはヒト臨床用のレフラクトメータ、眼軸長の測定にはヒト臨床用眼軸長測定装置を用いることができる。一方、マウスなど眼が小さい動物には専用の測定装置の導入や特殊な測定技術が必要となる。

II. 人為的に近視を誘導する方法

1977 年、Wiesel らは単眼遮閉による視覚野への影響を探索する実験研究を行うなかで、幼少期に眼瞼を縫合し視覚を遮断したアカゲザルの眼は未処置の正常眼より眼軸が長くなり、ヒトの近視と似たような表現型になったことを偶然発見し[1]、近視の動物実験研究の幕開けとなった。その後、同じ現象はさまざまな動物種において確認され[2]~[4]、視覚を遮断することで誘導する実験近視方法は形態覚遮断近視（form-deprivation myopia：FDM）と呼ばれ、主な実験近視誘導法として使われている。

FDM が報告された翌年の 1978 年、Wallman らはヒヨコの眼前にマイナスレンズ（凹レンズ）を装着し、焦点を網膜の後ろにずらすことで人間の近視によく似た表現型、すなわち眼軸長の伸長を確認した[5]。後にこの方法で誘導された近視はレンズ誘導近視（lens-induced myopia：LIM）と呼ばれ、FDM と同様広く用いられる動物近視誘導法となった。現在でも、遺伝子改変動物を除けば、どの種の野生型動物においても近視を誘導する方法は、基本的に FDM か LIM のいずれかが用いられている。

III. 各種近視動物モデルの特徴および代表的な研究結果

1. ヒヨコ

40 年ほど前にヒヨコの近視誘導が報告されて以来、現在でも最も広く使われている近視動物モデルのひとつである[5][6]。ヒヨコの近視状態は誘導しやすく、眼球が比較的大きいため（眼軸長は 10 mm 前後）、屈折度や眼軸長の近視化はヒト用測定装置を少し修正するだけで評価できる[7]。FDM も LIM も 1 週間以内で誘導でき、その表現型の変化も著しく、眼軸長の伸長は肉眼で確認できるほどである[7][8]。ヒヨコの視力は良好で、人間と同じく昼行性であるため[9]、近視動物研究において比較的使いやすいモデルとして広く用いられている。

ヒヨコモデルを用いた研究で最も重要な発見のひとつが近視発症におけるドパミンの関与である。1989 年、Stone らは FDM ヒヨコ網膜においてドパミン含有量が下がったことを初めて報告した[10]。以来、ドパミンと近視についての研究は大きく発展し、ドパミンのアゴニストは近視抑制のターゲットのひとつとして注目されている[11][12]。また、強い光曝露もドパミン合成を促進することで近視を抑制するのではないかと推測されている[13]。最近では、Torii らが波長 360 nm から 400 nm の紫色光（violet light：VL，violet 光）の近視抑制効果をヒヨコ近視モデルにおいて観察し報告した[7]。ヒヨコはヒトと同じ昼行性であることから、今後も光環境関連の実験においての活用が期待される[14]。

外来で役立つ近視の知識 **3**

　近視ヒヨコモデルを用いて確認された近視に関する興味深い事実がいくつかある。1987年、Troiloらは脳への情報伝達を担う視神経を切断してもFDMが誘導されることを報告した[8]。さらにWallmanらはヒヨコ眼球を部分的に遮閉すると、遮閉された部分だけ病的に眼軸長伸長が起こることを報告した[15]。以上のことから、少なくともヒヨコにおいて、視覚情報に対する脳からのフィードバックは近視進行に必須ではなく、眼球の病的伸長をコントロールする眼局所の調整メカニズムが存在することが示唆された。

　また、近視に深く関わる遺伝子*EGR1*（early growth response protein 1）も最初はヒヨコにおいて発見された[16]～[18]。*EGR1*の発現はFDM、LIMいずれの近視誘導刺激によっても減少し、逆の刺激（プラスレンズ装用、形態覚遮断の中止）によって増加した[16][18]。さらに最近では、VLが*EGR1*の発現を誘導することで近視を抑制する可能性が報告され[7]、近視進行抑制の標的分子として注目されている。

　ヒヨコ近視モデルは数多くの実験データを残したが、これらの結果を吟味する際は動物モデルとしての限界も視野に入れておきたい。ヒヨコは鳥類で、視力は良いが黄斑は存在せず、調節機構もヒトと大きく異なる[19]。また、強膜が主にコラーゲン線維によって構成されたヒトと違い、ヒヨコの強膜は軟骨組織が主である[20]。

2. マウス

　マウスはさまざまな疾患研究において動物モデルとして重要な役割を果たしている[21][22]。マウスは飼育しやすく、安価で、入手も容易である。マウスに対する抗体など研究遂行において必要不可欠な実験試薬も豊富であり、疾患動物モデルとして理想的である。さらに、マウスが疾患モデルとして他の実験動物から群を抜くところは遺伝子改変技術の応用である。マウスの遺伝子改変技術が日々進歩し、現在は特定の遺伝子を特定の組織（細胞）において発現変動させることが比較的安価で容易に行えるようになった[23]。病態メカニズムの解明や治療ターゲットの特定には分子レベルでの解析が必要であり、遺伝子改変マウスの使用はもはや必須と言っても過言ではない。

　遺伝子改変技術を応用し、現在近視発症や進行との関連性が証明された遺伝子や細胞がいくつかある。上述したヒヨコにおいて近視発症に関連するとされる遺伝子*Egr1*の欠損マウスでは近視の自然発症が確認された[24]。また、双極細胞の機能不全マウス（*nob*マウス）もFDMへの感受性の増大が確認された[25]。遺伝子機能欠損マウスのなかで特に留意すべきものが*Lrp2*欠損マウスで、その近視表現型が著しく、ヒト強度近視に類似する眼軸長伸長が報告されている[26]～[28]。しかし、最先端の網羅的解析を行った現在でも、近視の発症と確実に関連づけられる遺伝子は少なく、近視予防や治療の突破口になり得るような発見には至っていない[29]～[31]。近視は多因子疾患であり、病態発症の複雑さが根底にあるが、これまで用いられてきたマウス近視誘導モデルが不安定であることも原因のひとつではないかと考えられる。マウスは器用な動物であり、FDM誘導用のディフューザーやLIM誘導用のレンズを眼の前に固定するのが難しいとされた。また、マウスの眼は非常に小さく（成体マウスは3 mm単位）、これまで眼軸長の評価は困難であったが、最近のOCT技術の進歩により、マ

4. 近視のマウスモデル研究とこれまでの動物モデル研究　135

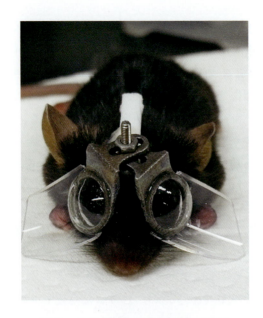

図1　マウス専用近視誘導メガネ
（文献33，Figure 1 より引用）

ウスの眼軸長を精密に測定することが可能となった[32) 33)]。我々はこれらを踏まえて新規マウス近視モデルの開発を行った（図1参照）[33)]。このモデルでは、近視誘導法だけでなく評価法の標準化も行っている。マウス近視モデルはこれからの近視研究においてさらなる活用が期待される。

　ドパミンと近視の関連性もマウスモデルを用いた研究がさらに進行している[34)〜36)]。ドパミンレセプターの関与は解明されつつあり、近視治療のターゲットになる可能性も示唆された[36) 37)]。また、低酸素誘導因子（hypoxia-inducible factor：HIF）と近視の関連性が報告され、新しい介入ターゲットとして注目されつつある[38)]。

　ヒヨコと同じく、近視マウスモデルの欠点についても常に念頭に置くべきである。マウスの眼は小さく、大部分は水晶体によって占められている[33)]。視力は比較的弱く、黄斑も持たない。それに加え、調節機能も存在しない。マウスは夜行性動物であり、ドパミンなどサーカディアンリズムに関与する物質への反応はヒトのそれとはまったく違う可能性が十分ある。また、認識できる光の波長範囲もヒトと大きく異なり、マウスは360 nm以下のUVも認識できる反面、比較的長波長の赤色光は認識できない[39)]。

3．ギニアピッグ（モルモット）およびツパイ（*Tupaia belangeri*）

　温厚で扱いやすく、さまざまな研究分野において活用されているギニアピッグは近視研究にも古くから用いられている[40) 41)]。マウスと同じげっ歯類であるが、眼球がマウスより2倍以上大きく測定しやすい[40) 42)]。ただ遺伝背景によって近視パラメータの基準値や近視誘導に対する反応が異なることに注意しなければならない[43) 44)]。

　ツパイは一般にあまり馴染みのない動物であるが、ヒヨコと同じく古くから実験近視に利

用されてきたモデルである[45]。ツパイの外見はリスとよく似ていて、近視だけでなく肝炎ウイルス、腫瘍、社会心理的ストレス領域の研究に動物モデルとして活用されている[46]。げっ歯類ではなく昼行性で、霊長類に近い哺乳類としてヒヨコやマウスよりヒトに近い。FDMとLIMはともに誘導可能で、評価測定も比較的行いやすい[45] [47]~[49]。体の大きさはラットに近く飼育も比較的容易である。

　光曝露による近視抑制効果などヒヨコにおいて確認された事象はツパイにおいても再現された[50]。Nortonらの研究により近視誘導におけるプロテオーム解析など貴重な網羅的解析データも発表されている[51]~[57]。げっ歯類と霊長類の間に位置づけられ、橋渡し役としてバランスの取れる良いモデルであるが、扱っている研究室が少なく、主流なモデルとはいえないのが現状である。

4. 非ヒト霊長類

　アカゲザルは最初期に報告された近視モデルである。前述の通り、FDMの発見はアカゲザルを用いた実験の偶然の産物である[1]。人間に近い特徴を持ち、黄斑が存在し、非ヒト霊長類で収集されたデータは動物実験のなかで一番説得力があるとされている。鳥類やげっ歯類から得られた結論は，非臨床試験としては非ヒト霊長類において再現実験を行う必要があると言っても過言ではない。一方、倫理的側面やその膨大な飼育コストは大きなネックといえる。誘導方法は他の動物モデルと同じくFDMとLIMが挙げられるが、誘導装置を眼前に固定するのが困難で、誘導自体もヒヨコやマウスより何倍も時間がかかる[58]~[60]。ヒトに近いだけあり、実験において倫理的問題は軽視できず、研究者による感情移入も時折実験に支障をもたらす。遺伝子改変技術は進歩しているが、マウスほど一般的ではない。

　非ヒト霊長類のなかでもアカゲザルは近視モデルとしてよく使われている。数多くのヒヨコやマウスなどの近視動物モデルにおいて発見された事実はアカゲザルにおいて再現された。ヒヨコと同様に、アカゲザルにおいても網膜局所に眼の成長をコントロールするメカニズムが存在し、部分的FDMによる部分的眼軸長伸長が確認されている[61] [62]。また、ヒヨコやマウスにおいて報告された強い光曝露による近視抑制効果もアカゲザルにおいて再現されている[63] [64]。

　アカゲザルを用いた研究では、以前の動物モデルで結論づけたことに反する結果もあった。ヒヨコやマウスのような近視動物モデルにおいては、片方の眼だけ誘導をかけ、もう片方の眼はコントロールとして手を加えない、あるいは度数のついていない透明のレンズをつけるのが普通である。これで動物個体間の成長の差や習性などによる実験への影響は最小限に留めることができる。つまり、両眼は各自視覚情報に順応した成長を遂げ、対眼に対する明らかな相互作用は認められなかった。一方、アカゲザルの両眼は明らかにお互い影響し合っていることが報告されている[58]。両眼の相互作用は中枢を経由した神経シグナルによって引き起こされた可能性が高く、脳からの視覚情報に対するフィードバックによって眼の成長が影響を受けたことが推察された[58] [65]。この現象は霊長類における実験でのみこれまで確認され、近視病態の複雑さが再認識されている。ヒヨコなどとは異なり、サルと同じくヒ

表1 各近視動物モデルの特徴まとめ

	ヒヨコ	マウス	モルモット	ツパイ	マーモセット	アカゲザル
眼軸長	10 mm 前後	3 mm 前後	8 mm 前後	8 mm 前後	8 mm 前後	18 mm 前後
飼育費用	低い	低い	低い	低い	高い	高い
誘導期間	1W 前後	1W 前後	2W 前後	2W 前後	4W 前後	半年前後
ヒト臨床用測定装置の利用	可	難あり	可	可	可	可
誘導維持	簡単	やや面倒	やや面倒	簡単	難しい	難しい
遺伝子改変	困難	比較的簡単	困難	困難	困難	困難

トにおいても近視の発症・進行は脳からのフィードバックも関与するのではと考えられる。

　同じく霊長類に属する近視動物モデルとしてマーモセットがある[66]。アカゲザルと比べ若干体格が小さく、比較的扱いやすい。霊長類なので飼育に費用はかかるが、アカゲザルほどではなく、霊長類モデルとしては比較的導入しやすい。近視モデルとしての歴史は古く、コンタクトレンズによる近視誘導が報告されている[66] [67]。遺伝子改変技術の普及に伴い、今後はより一般的に普及する可能性がある[67]。

IV. 各近視動物モデルの比較

　近視動物モデルの特徴を表にまとめた（表1参照）。論文を読む時や動物実験計画を検討する時に参考にされたい。

文献

1) Wiesel TN, Raviola E: Myopia and eye enlargement after neonatal lid fusion in monkeys. Nature 266: 66-8, 1977
2) Sherman SM et al: Myopia in the lid-sutured tree shrew（Tupaia glis）. Brain Res 124: 154-7, 1977
3) Pickett-Seltner RL et al: Experimentally induced myopia does not affect post-hatching development of the chick lens. Vision Res 27: 1779-82, 1987
4) Howlett MH, McFadden SA: Form-deprivation myopia in the guinea pig（Cavia porcellus）. Vision Res 46: 267-83, 2006
5) Wallman J et al: Extreme myopia produced by modest change in early visual experience. Science 201: 1249-51, 1978
6) Schaeffel F, Feldkaemper M: Animal models in myopia research. Clin Exp Optom 98: 507-17, 2015
7) Torii H et al: Violet Light Exposure Can Be a Preventive Strategy Against Myopia Progression. EBioMedicine 15: 210-9, 2017
8) Troilo D et al: Visual deprivation causes myopia in chicks with optic nerve section. Curr Eye Res 6: 993-9, 1987
9) Schmid KL, Wildsoet CF: Assessment of visual acuity and contrast sensitivity in the chick using an optokinetic nystagmus paradigm. Vision Res 38: 2629-34, 1998
10) Stone RA et al: Retinal dopamine and form-deprivation myopia. Proc Natl Acad Sci U S A 86: 704-6, 1989
11) Feldkaemper M, Schaeffel F: An updated view on the role of dopamine in myopia. Exp Eye Res 114:106-19, 2013
12) Zhou X et al: Dopamine signaling and myopia development: What are the key challenges. Prog Retin Eye Res 61: 60-71, 2017
13) Ashby R: Animal Studies and the Mechanism of Myopia-Protection by Light? Optom Vis Sci 93: 1052-4, 2016
14) Wang M et al: Effects of Light of Different Spectral Composition on Refractive Development and Retinal Dopamine in

Chicks. Invest Ophthalmol Vis Sci 59: 4413-24, 2018

15) Wallman J et al: Local retinal regions control local eye growth and myopia. Science 237: 73 7, 1987

16) Fischer AJ et al: Light- and focus-dependent expression of the transcription factor ZENK in the chick retina. Nat Neurosci 2: 706-12, 1999

17) Bitzer M, Schaeffel F: Effects of quisqualic acid on retinal ZENK expression induced by imposed defocus in the chick eye. Optom Vis Sci 81: 127-36, 2004

18) Bitzer M, Schaeffel F: Defocus-induced changes in ZENK expression in the chicken retina. Invest Ophthalmol Vis Sci 43: 246-52, 2002

19) Schaeffel F, Howland HC: Corneal accommodation in chick and pigeon. J Comp Physiol A 160: 375-84, 1987

20) Stewart PA, McCallion DJ: Establishment of the scleral cartilage in the chick. Dev Biol 46: 383-9, 1975

21) Franco NH: Animal Experiments in Biomedical Research: A Historical Perspective. Animals（Basel）3: 238-73, 2013

22) McGonigle P, Ruggeri B: Animal models of human disease: challenges in enabling translation. Biochem Pharmacol 87: 162-71, 2014

23) Kaczmarczyk L, Jackson WS: Astonishing advances in mouse genetic tools for biomedical research. Swiss Med Wkly 145: w14186, 2015

24) Schippert R et al: Relative axial myopia in *Egr-1*（ZENK）knockout mice. Invest Ophthalmol Vis Sci 48: 11-7, 2007

25) Pardue MT et al: High susceptibility to experimental myopia in a mouse model with a retinal on pathway defect. Invest Ophthalmol Vis Sci 49: 706-12, 2008

26) Cases O et al: Foxg1-Cre Mediated Lrp2 Inactivation in the Developing Mouse Neural Retina, Ciliary and Retinal Pigment Epithelia Models Congenital High Myopia. PLoS One 10: e0129518, 2015

27) Christ A et al: LRP2 Acts as SHH Clearance Receptor to Protect the Retinal Margin from Mitogenic Stimuli. Dev Cell 35: 36-48, 2015

28) Storm T et al: Megalin-deficiency causes high myopia, retinal pigment epithelium-macromelanosomes and abnormal development of the ciliary body in mice. Cell Tissue Res 358: 99-107, 2014

29) Tkatchenko AV et al: Large-Scale microRNA Expression Profiling Identifies Putative Retinal miRNA-mRNA Signaling Pathways Underlying Form-Deprivation Myopia in Mice. PLoS One 11: e0162541, 2016

30) Metlapally R et al: Genome-Wide Scleral Micro- and Messenger-RNA Regulation During Myopia Development in the Mouse. Invest Ophthalmol Vis Sci 57: 6089-97, 2016

31) Mei F et al: Potentially Important MicroRNAs in Form-Deprivation Myopia Revealed by Bioinformatics Analysis of MicroRNA Profiling. Ophthalmic Res 57: 186-93, 2017

32) Paylakhi S et al: Müller glia-derived PRSS56 is required to sustain ocular axial growth and prevent refractive error. PLoS Genet 14: e1007244, 2018

33) Jiang X et al: A highly efficient murine model of experimental myopia. Sci Rep 8: 2026, 2018

34) Bergen MA et al: Altered Refractive Development in Mice With Reduced Levels of Retinal Dopamine. Invest Ophthalmol Vis Sci 57: 4412-9, 2016

35) Wu XH et al: The Role of Retinal Dopamine in C57BL/6 Mouse Refractive Development as Revealed by Intravitreal Administration of 6-Hydroxydopamine. Invest Ophthalmol Vis Sci 57: 5393-404, 2016

36) Huang F et al: Activation of dopamine D2 receptor is critical for the development of form-deprivation myopia in the C57BL/6 mouse. Invest Ophthalmol Vis Sci 55: 5537-44, 2014

37) Chen S et al: Bright Light Suppresses Form-Deprivation Myopia Development With Activation of Dopamine D1 Receptor Signaling in the ON Pathway in Retina. Invest Ophthalmol Vis Sci 58: 2306-16, 2017

38) Wu H et al: Scleral hypoxia is a target for myopia control. Proc Natl Acad Sci U S A 115: E7091-E7100, 2018

39) Kojima D et al: UV-sensitive photoreceptor protein OPN5 in humans and mice. PLoS One 6: e26388, 2011

40) Howlett MH, McFadden SA: Spectacle lens compensation in the pigmented guinea pig. Vision Res 49: 219-27, 2009

41) Srinivasalu N et al: Gene Expression and Pathways Underlying Form Deprivation Myopia in the Guinea Pig Sclera. Invest Ophthalmol Vis Sci 59: 1425-34, 2018

42) Jnawali A et al: In Vivo Imaging of the Retina, Choroid, and Optic Nerve Head in Guinea Pigs. Curr Eye Res 43: 1006-18, 2018

43) Jiang L et al: Spontaneous axial myopia and emmetropization in a strain of wild-type guinea pig（Cavia porcellus）. Invest Ophthalmol Vis Sci 50: 1013-9, 2009

44) Jiang L et al: Disruption of emmetropization and high susceptibility to deprivation myopia in albino guinea pigs. Invest Ophthalmol Vis Sci 52: 6124-32, 2011

45) Marsh-Tootle WL, Norton TT: Refractive and structural measures of lid-suture myopia in tree shrew. Invest Ophthalmol Vis Sci 30: 2245-57, 1989

46) Xiao J et al: Tree shrew（Tupaia belangeri）as a novel laboratory disease animal model. Zool Res 38: 127-37, 2017

47) Norton TT: Experimental myopia in tree shrews. Ciba Found Symp 155: 178-94; discussion 194-9, 1990

48) Shaikh AW et al: Effect of interrupted lens wear on compensation for a minus lens in tree shrews. Optom Vis Sci 76: 308-15, 1999

49) Norton TT et al: Effectiveness of hyperopic defocus, minimal defocus, or myopic defocus in competition with a myopiagenic stimulus in tree shrew eyes. Invest Ophthalmol Vis Sci 47: 4687-99, 2006

50) Gawne TJ et al: The wavelength composition and temporal modulation of ambient lighting strongly affect refractive development in young tree shrews. Exp Eye Res 155: 75-84, 2017

51) Guo L et al: Scleral gene expression during recovery from myopia compared with expression during myopia development in tree shrew. Mol Vis 20:1643-59, 2014

52) He L et al: Gene expression signatures in tree shrew choroid in response to three myopiagenic conditions. Vision Res 102:52-63, 2014

53) He L et al: Gene expression signatures in tree shrew choroid during lens-induced myopia and recovery. Exp Eye Res 123: 56-71, 2014

54) Guo L et al: Gene expression signatures in tree shrew sclera in response to three myopiagenic conditions. Invest Ophthalmol Vis Sci 54: 6806-19, 2013

55) Frost MR, Norton TT: Alterations in protein expression in tree shrew sclera during development of lens-induced myopia and recovery. Invest Ophthalmol Vis Sci 53: 322-36, 2012

56) Gao H et al: Patterns of mRNA and protein expression during minus-lens compensation and recovery in tree shrew sclera. Mol Vis 17: 903-19, 2011

57) Frost MR, Norton TT: Differential protein expression in tree shrew sclera during development of lens-induced myopia and recovery. Mol Vis 13:1580-8, 2007

58) Hung LF et al: Spectacle lenses alter eye growth and the refractive status of young monkeys. Nat Med 1:761-5, 1995

59) Smith EL 3rd et al: Form deprivation myopia in adolescent monkeys. Optom Vis Sci 76: 428-32, 1999

60) Smith EL 3rd, Hung LF: Form-deprivation myopia in monkeys is a graded phenomenon. Vision Res 40: 371-81, 2000

61) Smith EL 3rd et al: Relative peripheral hyperopic defocus alters central refractive development in infant monkeys. Vision Res 49: 2386-92, 2009

62) Smith EL 3rd et al: Hemiretinal form deprivation: evidence for local control of eye growth and refractive development in infant monkeys. Invest Ophthalmol Vis Sci 50: 5057-69, 2009

63) Smith EL 3rd et al: Negative lens-induced myopia in infant monkeys: effects of high ambient lighting. Invest Ophthalmol Vis Sci 54: 2959-69, 2013

64) Smith EL 3rd et al: Protective effects of high ambient lighting on the development of form-deprivation myopia in rhesus monkeys. Invest Ophthalmol Vis Sci 53: 421-8, 2012

65) Schaeffel F et al: Accommodation, refractive error and eye growth in chickens. Vision Res 28: 639-57, 1988

66) Troilo D, Judge SJ: Ocular development and visual deprivation myopia in the common marmoset（Callithrix jacchus）. Vision Res 33: 1311-24, 1993

67) Whatham AR, Judge SJ: Compensatory changes in eye growth and refraction induced by daily wear of soft contact lenses in young marmosets. Vision Res 41: 267-73, 2001

外来で役立つ近視の知識 ③

5 近視とサーカディアンリズム

慶應義塾大学医学部眼科学教室
孫　ユリ You Lee Son、**羽鳥　恵** Megumi Hatori

重要なポイント

✓ 一日周期の生体リズムである概日リズムは概日時計という体内時計の自己発振システムにより制御される。

✓ 目の網膜に発現する青色光受容体メラノプシンは光情報を脳内の中枢時計に伝達することで概日時計の制御を行っている。

✓ 神経伝達物質であるドパミンの分泌は光によって制御され、ドパミン分泌の日内変動は近視進行と関与していることが報告されている。

✓ ドパミン性アマクリン細胞は光受容細胞であるメラノプシン発現網膜神経節細胞（mRGC）とシナプス結合しており、神経伝達物質を軸とした近視と概日リズムやメラノプシンの関係についての研究の発展が今後期待される。

はじめに

　現代社会において近視人口は増加傾向にある。近視の原因は遺伝的要因だけではなく、日常生活の環境悪化も近視を誘発することは明白である。たとえば、屋外光に多く含まれるViolet光が近視の抑制に効果を持つことが最近、報告された[1]。ニワトリ、マウス、モルモット等をはじめとする実験動物および臨床データの蓄積により、近視の分子理解は着実に進んでいる。

　本稿においては外界環境と近視という観点から、外界環境の影響を大きく受ける生命現象である体内リズムについてまず解説する。目の網膜に発現するメラノプシンという青色光受容体が光情報を脳に伝達することにより、体内時計の時刻調節を行っている。近年、アセチルコリンやドパミンといった神経伝達物質と近視との関連が報告されはじめており、それらの神経伝達物質と体内リズム、メラノプシンとの関係を包括的に概説する。

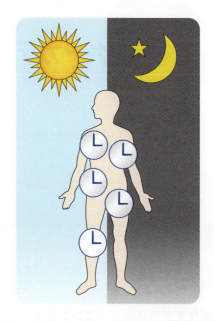

図1　全身の細胞に存在する概日時計

I. 概日時計と概日リズム

　睡眠・覚醒や代謝などさまざまな生理現象や行動にみられる一日周期の生体リズムは概日リズム（サーカディアンリズム circadian rhythm）と呼ばれ、体内時計のなかでもこれらのリズムを制御する自己発振システムを概日時計（サーカディアンクロック circadian clock）という[2]。概日時計はホルモン分泌や運動パフォーマンスなど、全身のさまざまな機能と密接に関連している。

　概日時計は体内の特定の細胞や臓器にのみ備わっているわけではなく、全身のほぼすべてに存在している（図1）。それぞれの細胞に内在している概日時計はそれぞれ自律して時を刻み、それらが協調して生物個体としての一日単位の生命現象を生み出している。

II. 概日時計の時刻調節

　概日時計は時を刻む（発振）だけではなく光や食事などの外界からの環境刺激（入力）によって時刻合わせを行う（図2）。概日時計の周期はその名が示す通り、正確に24時間ではなく、個人差はあるが24時間から誤差10分程度である。つまり、毎日のずれを調節しなくてはならない。そこで生物は外界環境からの光を目で受容し、その情報を脳に伝達することで時刻制御を行っている（図3）。特に光入力に関しては目の網膜に存在する杆体・錐体に次ぐ第三の光受容細胞、メラノプシン発現網膜神経節細胞（melanopsin-expressing retinal ganglion cells：mRGCs）が重要な機能を果たしている[3)~5)]（図4）。

外来で役立つ近視の知識 3

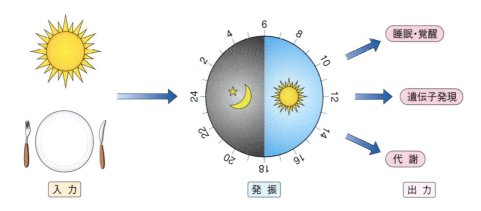

図2　概日時計の3要素
食事や光といった環境からの要因が体内の概日時計へ入力する。

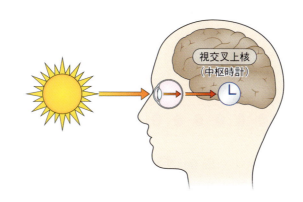

図3　概日時計の制御における電波受信器としての目
目での光受容によって概日時計の時刻制御を行う。
光情報は脳の視床下部に存在する中枢概日時計の視交叉上核（SCN）に伝達される。

　つまり、概日時計の研究のなかで、目はカメラとして機能するだけではなく、電波時計における電波受信機能も持ち合わせていることが明らかになってきた（図3）。なお、概日時計は光だけではなく食事によっても時刻調節を行っている（図2）。よく知られていることであるが、高脂肪食を摂取し続けると肥満やメタボリックシンドロームになりやすい。「食事の種類」もしくは「一日中食べ続けること」のどちらが高脂肪食による肥満やそれに伴う疾患の原因であるのかを調べた。野生型マウスを使用して夜の時間帯（活動期）の8時間のみ高脂肪食にアクセスできるようにした結果、高脂肪食を一日中自由に摂取できる個体と同程度の食事量およびカロリーを摂取しているにもかかわらず、肝臓における時計遺伝子発現の振幅が改善された。さらに肥満、高インスリン血症、グルコース代謝、細胞質小器官の構成の変化、脂質代謝、胆汁酸産生、肝脂肪変性、炎症、脂肪細胞肥大やマクロファージの存在などが、通常食を与えたマウスと同程度にまで緩和しただけでなく、運動能力が向上して

5. 近視とサーカディアンリズム　143

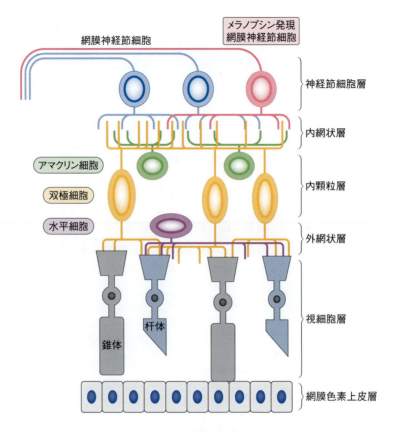

図4　哺乳類の網膜

杆体・錐体・メラノプシン発現網膜神経節細胞の3種の光受容細胞がある。それらの光受容細胞はその名が示す通り、自身で光を感じる能力を保有する。

いた。つまり食事時間を制限することによって、食事量を減らすことなく肥満や関連する病態を防ぐことができることを、マウスを用いた研究より見出した[6]。「何を食べるか」だけではなく「いつ食べるか」も重要である。

概日時計は自律的に発振し、それに加えて光や食事といった外界環境からのフィードバックを受けて、総合的に生物として一日周期のリズムを生み出している。言い換えると、適切なタイミングに適切な質と量の環境要因に晒されることが必要である。たとえば外で日光を浴びることなどは個体の恒常性維持に大きな役割を果たしている。

III. 網膜の光受容体、メラノプシン

哺乳類の唯一の光受容感覚器は眼である。眼の網膜（図4）において、光情報は電気信号に変換され、脳へと伝達される。網膜の細胞は秩序だった層構造を形成し、視細胞層の杆体・錐体が受け取った光情報は、双極細胞や水平細胞などを経て網膜神経節細胞に伝わり、

視神経を経て大脳視覚中枢に伝達され、視覚応答が起こる。

　長きにわたり杆体・錐体が唯一の光受容細胞だと考えられてきたが、数％の網膜神経節細胞にメラノプシン（melanopsin）という光受容蛋白質が発現していることが2000年に見出された[3) 5)]。メラノプシンの吸収極大波長は460 nmから480 nmの青色光である。このメラノプシン発現網膜神経節細胞mRGCは第三の光受容細胞として機能する。mRGCは自身で光を感じるとともに（ゆえに光感受性網膜神経節細胞 intrinsically photosensitive RGC：ipRGCとも呼ばれる）、杆体・錐体からの投射も受ける。

　mRGCの主な投射先は視床下部の視交叉上核（suprachiasmatic nucleus：SCN）であり（図3）、概日時計の位相調節を担う。行動リズムを支配する概日時計はSCNに存在し、中枢時計と呼ばれる。SCNは視交叉の直上に存在する小さな神経核である。mRGCは外側膝状体や上丘などにも投射し、瞳孔反射や光による片頭痛の悪化などの視覚以外の光応答を制御する。目の最も重要な機能である見ること（視覚応答）以外の光応答をまとめて非視覚応答と呼ぶが、概日時計の光応答をはじめとするさまざまな非視覚応答現象にメラノプシンが関与していることが明らかになりつつある。

Ⅳ. メラノプシンと非視覚応答

　杆体・錐体を失ったマウスでも概日時計の光同調は正常であるが、杆体・錐体の欠失に加えメラノプシン遺伝子を破壊したマウスは光同調が不可能であることから、メラノプシン遺伝子は光同調に必須であることがわかる。しかしながらメラノプシン遺伝子破壊マウスにおいては光同調が完全に消滅するわけではなく、光感度が減少するのみであり、mRGCから生じる樹状突起の形態およびSCNへの投射も正常である。したがって非視覚応答には杆体・錐体も関与していると考えられるが、これらの細胞から脳への情報伝達経路は不明であった。

　視覚情報および非視覚情報の伝達におけるmRGCの役割を解明すべく、mRGCを後天的に失うマウスを作製した[7)]。そのマウスの網膜の形態および網膜電図（ERG）は正常であった。さらに視覚認識能力への影響の有無を知るため視覚クリフ行動テストを行ったところ、野生型マウスと同程度の視覚機能を保持しており、mRGCの消失は視覚伝達には影響を与えないことが判明した。

　次に、非視覚情報へ与える影響を解析した。mRGCを後天的に消失させたマウスではSCNへの投射がほぼすべて消失していた。この結果と一致して、概日時計の位相は24時間の明暗周期に同調されなくなり、23.5時間の周期でフリーランした。さらに瞳孔反射や光による行動抑制などの非視覚応答も完全に失っていたことから、mRGCが杆体・錐体からの情報とメラノプシン情報伝達の両者を統合しており、非視覚情報はmRGCを経由して脳に伝達されることを明らかにした[7)]。

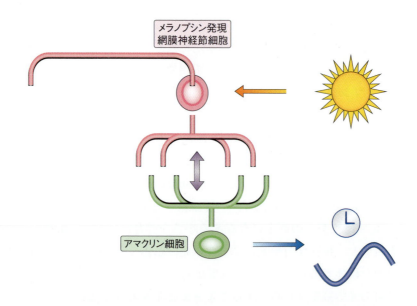

図5　メラノプシン発現網膜神経節細胞の網膜内神経投射

V. 近視と概日リズム

　神経伝達物質（neurotransmitter）とはニューロンで産生されたのちにシナプスで情報伝達を介在する物質である。アミノ酸類、モノアミン類、ペプチド類に大別される。なかでも特に、セロトニン、ノルアドレナリン、ドパミン、アセチルコリンなどのアミン類が古くから研究されている。神経伝達物質を介する適切な情報伝達が破綻すると、たとえばうつ病などの発症にも関与すると考えられている。神経伝達物質は脳そのもの以外にも神経系に広く重要な機能を果たしており、網膜および近視の分野においても神経伝達物質の研究が進められている[8]。実際に、低濃度アトロピン（本書第2章-1参照）が近視進行の抑制に用いられている。アトロピンはムスカリン性アセチルコリン受容体の阻害剤である。

　アセチルコリンのみならず、ドパミンとの関与も研究されはじめている。ドパミンの分泌には明白な概日リズムが認められる。ドパミンの日内変動は光および睡眠ホルモンであり日内分泌リズムを示すメラトニンによっても調節されている。つまり、概日時計と光環境によって分泌リズムが駆動され調節されている。

　近視眼の多くは正常眼よりも眼軸長が長くなっている。モデル実験生物において、眼軸長に日内変動があることが報告されている。さらに、ドパミン日内リズムが近視と関与していると考えられている。すなわち、実験モデル生物においては目にゴーグルを装着させて近視誘発モデルとするが、その系において日中のドパミン量が減り、日内変動の振幅が小さくなっている。ドパミン作動薬の投与により日内リズムは回復し、さらに近視進行も抑制された。

前述したように、ドパミン分泌は光によっても調節される。実際、ドパミン性アマクリン細胞は光感受性細胞である mRGC とシナプス結合している[9] [10]（図5）。今後、神経伝達物質を軸として、近視と概日リズムやメラノプシンの関係の研究が発展することを期待している。

おわりに

時計メカニズムに関する分子の同定が進むにつれ、これまでに関与が未知であった生命現象とのクロストークが明らかになってきた。今後は概日時計と諸現象をつなぐニューロナルネットワークの解明や組織間の情報伝達メカニズム等の解明が課題になってくるであろう。またヒトに与える影響に目を向けると、シフトワークなどに伴う概日リズムの乱れは癌などのリスクや摂食の乱れに伴う肥満の可能性を高めているとされている。さらに、老化に伴う位相調節の不全や睡眠障害など、光が関与する現象にはメラノプシンの関与が予想される。メラノプシンの非視覚応答における役割の理解が深まるにつれ、短波長側の光を意識した光環境や生活が重要であることが明らかになってきた。たとえば短波長光のカット（ブルーライトカット）を目的とするフィルターや光源の選択は有効だと考えられる。またメラノプシンの機能調節を目的とした創薬により[11]、偏頭痛の光による悪化や時差ボケなどの諸症状が緩和されると期待できる。メラノプシンだけではなく時計蛋白質をターゲットとする創薬や、本稿で紹介したように食事のタイミング[6] を考慮することによって発振の振幅を大きくさせることもリズムの乱れの改善、ひいては近視をはじめとするさまざまな生理現象の調節や老化対策に有効であろう。概日時計を軸とした基礎研究と、それらに基づいた規則正しい生活[4] の実施によって健康や医療への応用にも寄与できることを期待している。

文献

1) Torii H et al: Violet Light Exposure Can Be a Preventive Strategy Against Myopia Progression. EBioMedicine 15: 210-9, 2017

2) Bass J, Lazar MA: Circadian time signatures of fitness and disease. Science 354: 994-9, 2016

3) Hatori M, Panda S: The emerging roles of melanopsin in behavioral adaptation to light. Trends Mol Med 16: 435-46, 2010

4) Hatori M et al: Global rise of potential health hazards caused by blue light-induced circadian disruption in modern aging societies. NPJ Aging Mech Dis 3: 9, 2017

5) Schmidt TM et al: Melanopsin-positive intrinsically photosensitive retinal ganglion cells: from form to function. J Neurosci 31: 16094-101, 2011

6) Hatori M et al: Time-restricted feeding without reducing caloric intake prevents metabolic diseases in mice fed a high-fat diet. Cell Metab 15: 848-60, 2012

7) Hatori M et al: Inducible ablation of melanopsin-expressing retinal ganglion cells reveals their central role in non-image forming visual responses. PLoS ONE 3: e2451, 2008

8) Stone RA et al: Pharmacology of myopia and potential role for intrinsic retinal circadian rhythms. Exp Eye Res 114: 35-47, 2013

9) Viney TJ et al: Local retinal circuits of melanopsin-containing ganglion cells identified by transsynaptic viral tracing. Curr Biol 17: 981-8, 2007

10) Zhang DQ et al: Intraretinal signaling by ganglion cell photoreceptors to dopaminergic amacrine neurons. Proc Natl Acad Sci U S A 105: 14181-6, 2008

11) Jones K et al: Small-molecule antagonists of melanopsin-mediated phototransduction. Nat Chem Biol 9: 630-5, 2013

外来で役立つ近視の知識 3

6 外来での近視進行抑制指導のポイントと実際

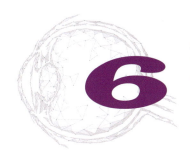

田園調布眼科（東京都大田区）
石川まり子 Mariko Ishikawa

重要なポイント

 近視進行グラフを作製し、将来の屈折予想値を示し、対策が必要なことを自覚してもらう。

 現在行われている治療法を示し、一人ひとりに適切な方法を選ぶ。

 3〜6か月ごとに本人と家族に向き合って生活指導や治療法追加について相談する。

はじめに

外来で近視進行抑制指導を行って30年以上が経過した。その間種々の方法を取捨選択し現在に至る。

順天堂大学小児眼科在籍中、東京都衛生局公衆衛生部の「障害の早期発見・早期療養のあり方検討委員会」のパイロットスタディを担当し[1]、その後の大田区の3歳児健診の要再検例を一手にワキタ眼科で診ることになった。2001年、特化して診られるよう田園調布眼科を開業した。当初は弱視・斜視の割合が大きかったが、成長に伴い遠視から近視に移行する子も多く出てきた。

当時近視に対する眼科医の興味は薄く、方策も少なく、途方に暮れた人々は「視力回復センター」に向かった。

さらに世の中のIT化により、眼に対する環境はますます悪くなり近視が増えた。当院が近視の相談に乗るというだけで、全国から患者が訪れるようになった。

合わせて、1980年代坪田一男先生ご発案の「通電治療」を行っていたので、調節緊張の段階を治すことで、近視の子も調節緊張分は裸眼視力が上がり、口コミで通ってくる子が増えた。

近視の子を持つ親の特徴として、「こんなに進行しているとは知らなかった」「母親として責任を感じ、何とか治してやりたい」といったことがある。限られた時間内に親子に調節緊張・近視といったことを理解させ、進行をなるべく抑える道に導くのは、容易なことではな

2019.03.18

表 近視の理解のために

1. 眼軸長（眼球の奥行きの長さ）

人間の眼球の長さは　　生まれた時が　　　　17mm
　　　　　　　　　　　小学校低学年で　　24mm　　と伸びていきます。
24mmで止まってくれると　正視（近視でも遠視でもない良い眼）
25、26、・・・30mmと伸びてしまうと近視になります。
眼球が伸びてしまうのは、背が伸びる成長期、高校3年生位までです。

2. どうして眼球が伸びてしまうのか？

「網膜（眼の中の内側に張っている膜）にぼやけた像が写り続けていると、その映像を
キャッチしようとして眼球が伸びる」ことが最近分かりました。
伸びた眼球は元には戻せません。
小学生のうちに伸び始めると、強度近視になる可能性が大です。

3. ぼやけた像が写るときとは

正視の人は無限遠を見ているときに網膜にピントが合っています。
近くも見えるのは眼の中の水晶体というレンズを（周りの毛様体筋を収縮させて）厚く
して見ています。
近くを長く見続けていると、毛様体筋が肩こりのように固まってしまい、水晶体が厚い
ままになり、遠くを見ると、ぼやけて見えてしまいます。この状態を調節痙攣と呼んで
います。
こうやって眼軸が伸びてしまいます。

4. 眼球が伸びると近視になるだけではすみません

眼球の内側に張っている網膜がどんどん伸ばされて薄くなり、破れて網膜剥離になりや
すくなります。
眼球後部の視神経の形が悪くなり、緑内障になりやすくなります。
他にも失明につながる病気になりやすくなります。
既に失明原因のうち、近視は日本では5位、中国では1位になっています。

一生見える眼でいるために眼球を少しでも伸ばさない方法を裏に示します。

裏 近視の予防

1. 調節緊張をためない生活をする
姿勢を良くする。
ゲーム機、スマホ、iPadなどの時間を制限する。
読書はめくるたびに遠くを3～5秒見つめる。

2. たまった調節緊張を取る
通電治療：最初の1ヶ月は多め（週1～2回、その後月1回からシーズンに1回）が
理想的。

3. 遠近両用のメガネを終日掛ける
常にピントを合わせるために遠近両用が望ましい。（10～15%近視の進行を予防）

4. 遠近両用のコンタクトレンズを検討する
メガネに対し周辺部の像のたわみが少ないので近視抑制効果が強い。（30%近視の進行を予防）
中学生から、子供によっては小3から。進行が早い小学校低学年はナイトレンズを検討

5. 明るいところで寝ない
網膜にぼやけた像が写り、眼球が伸びる。
生まれたときから暗いところで寝かせる、昼寝も注意。

6. バイオレットの光を浴びる
有害な紫外線の隣の可視光線で窓ガラスは通さない。当面外で過ごす時間を増やす。
バイオレットを通すメガネレンズ、コンタクトレンズを選ぶ。（1日2時間浴びると30%近視
の進行を予防）

7. クロセチンを摂る
食品ではクチナシ（たくあん、きんとん）、サフラン（パエリア）
サプリメントとして
ロートクリアビジョンジュニアEX　¥3,000（1ヶ月）飲むタイプ（42%近視の進行を予防）、
ロートクリアビジョンジュニア　¥1,500（1～2ヶ月分）なめるタイプ（クロセチン配合量が
EXの半分以下）

8. 低濃度アトロピンを点眼する
1日1回帰宅後夕食前がお勧め、冷蔵庫保存、0.025%1本5cc100滴50日分850円（43%
近視の進行を予防）
副作用（まぶしい、ぼやける）の強い子供は、0.01%に下げる。

図1　説明用プリント（表、裏）

い。既に眼軸の伸びた近視なのに裸眼視力が1.0になる幻想を抱くのも困るし、かといって、もうどうせダメなら放っておくと諦めてしまうのも残念である。驚くばかりの熱心さで、小中高校と調節緊張を取りに通われた方（適切な遠近両用の眼鏡をかけて、生活改善に努めたうえで）は進行が極めて遅いことを実感している。

　本稿では，現在筆者が行っている外来での近視進行抑制指導の実際をお示しする。

外来の実際

1. 外 来

　初診受付の際、「近視の理解のために」「近視の予防」という説明用プリントを渡し（図1）、保護者や本人に前もって読んでもらっておく。

　検査はオートレフケラトメータ、視力検査。診療時に眼位と細隙灯顕微鏡と眼底検査。裸眼視力を告げると、多くの方は驚き、治るかどうかと聞いてくる。

　「調節緊張は治る可能性が高いが、眼軸長の伸びた近視は治らない。眼軸長はこれから高校3年生までは伸び続ける」と説明し、近視進行グラフ（図2）に本人の屈折値を記入する。目安として1年に1ジオプトリー（D）進むとして、高校3年時の屈折予想を示す。中

外来で役立つ近視の知識

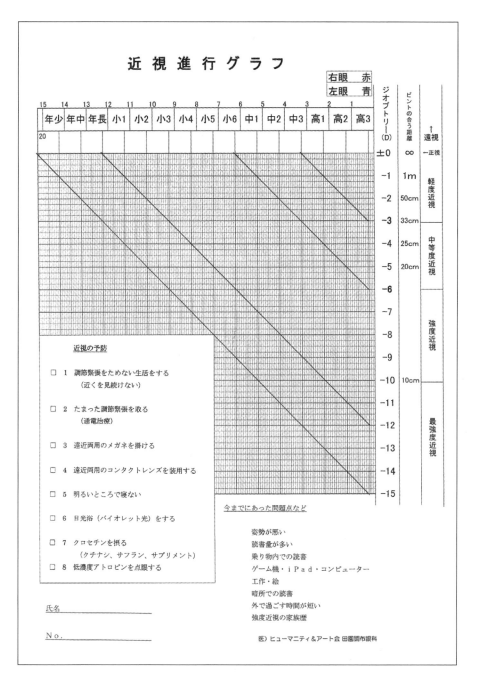

図2　近視進行グラフ

学1年スタートでも−6Dの強度近視になるので、小学校スタートはさらに厳しい旨を伝える。

そして眼軸長が伸びるということは近視にもなるが、形が悪くなってさまざまな眼の病気になりやすくなると説明し、眼底写真を4枚（±0D、−3D、−10D、−16D）示す（図3）。

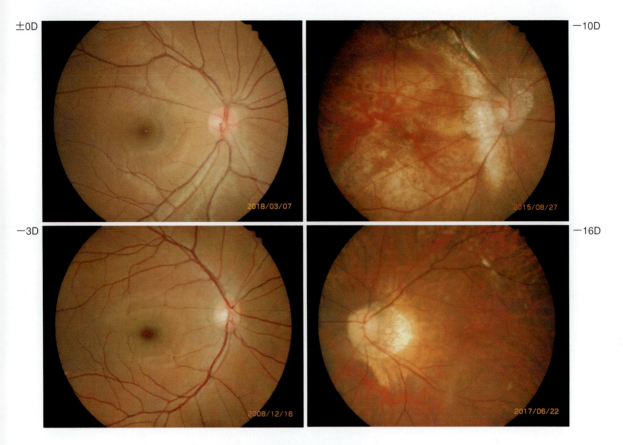

図3　説明用の眼底写真4枚

　−3Dの軽微な近視変化を説明し、−10D（緑内障で失明例）を見せると、親は素人ながらもその異常さに驚き、我が子も強い近視になり、こんな眼底になるかもしれないことに気付く。屈折矯正手術で治ると思っている人も少なからずいるので、たとえ手術をして近視状態でなくなっても伸びた眼球とは一生付き合わなければならないことを告げる。

　日本の失明原因の5番目が近視であり、1番目が緑内障である。中国では既に1番の原因が近視になっている。生易しい話ではないことを伝える（ショックが大きすぎる時もあるので、治療法があることを告げ、定期健診の重要性も説いておく）。

　そこで，現在の裸眼視力の上下に一喜一憂するのではなく、今考えられる進行を遅くできる方法を紹介する。

　ここまで話すと、軽く考えていた親は事の重大さに気付き、悲観していた親は打つ手があることに希望を見出す。

　ちなみに患者は視力といえば裸眼視力を思い、拘る。しかしながら0.1が0.2に上がるのは倍、0.9が1.0になるのは1割アップだということは知らない。すぐに裸眼視力だとどのくらいかと尋ねてくるにもかかわらず、裸眼0.1の見え方がどんなものかはわかっていな

い。「100（cm）をジオプトリーの数字で割ってその距離以内は見える」「100を見え始める距離（cm）で割るとジオプトリー」と教えると理解しやすいようである。コンタクトレンズ装用中の親であっても、「パッケージに書いてあるあの数字ですか？」と問う程度の理解である。もっとジオプトリーの観念が普及すると良いと思う。

2. 日常生活指導（小冊子の要約）

一冊読めば近視のことがわかるように『近視にならない　近視を進ませない　目を疲れさせない方法教えます』という小冊子を2006年に制作し、時代に合わせ、新しい知見を加え、現在改訂5版[2]と版を重ねている。このなかで最も力を注いでいるのが、日常生活を指導した項目である。その簡単なまとめを示す。

①家の間取り

なるべく仕切らない。視線が抜ける工夫をする。

②机の置き方

縦の視線の移動で遠くが見えるよう専用デスクは壁に向かって置かず、社長室のように視線が抜けるスペースを確保する。窓に向かって机を置く場合、夜は景色が見えずカーテンを閉めてしまうのではだめで、部屋内に向けるほうが良い。どうしても距離がとれない場合は鏡を使う。

③部屋の照明

夕方以降は手元の明かりが必要不可欠。ブルーライトを出すLEDや電磁波を出す蛍光灯より、熱を出す白熱灯のほうが良いとしてきたが、現状はLEDを容認せざるを得ない。光源が直接見えないようにする。

④読書法・書見台・夜間の読書・本の選び方

本はめくるたびに遠く（距離は屈折による。遠近両用メガネの場合はできるだけ遠く）を3〜5秒見つめる。30分を目途に休みを入れる。

書見台を使い、遠くが見やすく、良い姿勢を身につける。

日中は屋外での読書を心掛ける。

夜間の読書は寝床では避ける。読書場所の環境を整え、交感神経優位にする刺激の強い内容の本は避ける。

幼時の読み聞かせは、声のみとし絵を見せない。

小児期の本の紙は光沢の少なく、字は小さすぎないものを選ぶ。

読書は区切りでいったん本を置き、遠くを見ながらまとめを考え、これからの展開を想像すると良い。その日のうちに次の本に移らないのを原則とし、読書ノート（書名・著者名・発行所・ページ）を記させ、自己管理させる。

⑤文字の書き方

机の前面に垂直のバリアがあると意識し、肘から先の前腕以外決して机の上に入れないようにする。椅子は深く腰掛け、背もたれに垂直に背を触れさせ、骨盤を立てた座り方を徹底する。左右対称に腕を置く。

⑥ゲーム機との付き合い方

「近視製造機」と呼んで、極力止めさせてきたが、スマホやiPadの普及もありどんどん子供の世界に入り込んでいる。

母親が心配して反抗期の子供たちに注意をし、家庭内に嫌な雰囲気を作り、結果として母親のストレスが増すのが心配である。また、外来に連れてこられた子供の説得に多大な時間を要する。小さいうちから使いすぎないように習慣づけるのが大切である。

また、企業側による調節力を使うゲームの開発が待たれる。裸眼視力が悪くなったと企業を訴える人はいないが、責任の一端はあると思う。

⑦パソコンとの付き合い方

とうとう学校教育にも入ってきた。最早止められない。視線をさっと外す、見続けない習慣を付け、遠くのテレビを付けておき、ちらちらと見るのが良い。

⑧パソコン、iPadの設定

画面はなるべく大きく、できれば立てて使う（ストレートネックの予防の意味でも）。夜まで長時間どうしても使用しなくてはならないのなら、ブルーライトをカットするのも良いが、日中に使う眼鏡ではカットしないほうが良い。画面の色調はややダークなグリーンかブルーが良い。くれぐれも寝る前に強い光を眼に入れないように気をつける。

⑨携帯電話との付き合い方

頭蓋骨のまだ柔らかい子供や生殖能力の大切な青年期に電磁波を過剰に浴びるのは親としては心配なものである。機種にもよるが、受信できる状態で長時間耳に近付けたりポケットに入れたままにしたりしておかないよう指導する。

携帯電話を買い与えてから裸眼視力が落ちはじめ、因果関係を自覚しているケースも多く、眼に悪いと認識するだけでも、効果的である。

⑩テレビの見方

昔は読書とともに裸眼視力を悪くする双璧だったが、今では使い方によっては遠くを見せる道具として使える。もちろん同じ距離の画面を見続けるのは良くないが、携帯やパソコンでテレビ番組を見るよりよほどましと考える。それでも午前、午後30分ずつが理想である。1週間の計画表を作らせる。見たい番組が多い曜日は録画で割り振る。そうすると計画性ができる。

⑪遊び方

明るいうちはなるべく外で遊ぶ。庭やベランダも利用する。

お絵かき、手芸や工作、ブロック遊びはテーブルの上で、しばしば見たくなるお気に入りの動画やテレビを流しながら行う。

手元に道具を集めずその都度離れた場所から取るようにする。

⑫お勧めの遊び方（屋内）

風船やまりつき、球入れ、床やテーブルで卓球、キャッチボールなど。楽しく続けられるものを見つける。

⑬お勧めの遊び方（屋外）

スポーツ全般、遠くからの観戦も良い。昆虫採集、水遊び、凧揚げ、釣りなども良い。

⑭着席方法（レストラン、電車、教室）

レストランなどではなるべく見渡せる席に座る。乗り物は進行方向かその逆を見ているようにする。教室はやや前のほうで校庭に面した窓側が望ましいが、皆がそうなので我儘は言えない。

3．眼鏡

網膜にピントが合っていないと、眼軸長が伸びるので、どこを見ている時でもピントが合うように、遠近両用の眼鏡を早い時期に作ることを勧める。できれば紫外線は通さず、バイオレット光は通すレンズが望ましい。

ピントを合わせておかないと眼球が伸びてしまうことの重大さを知らせるために、明るいところで寝かせていると、ぼやけた映像が網膜に映り、近視になりやすいことを告げ、昼寝でも暗所もしくはアイマスクをして眠るように指導している。また遠くを見ると眼に良いのは、眼の良い人だけであり、既に近視の人は有限の距離より遠くを見ると、たとえ読み取れても網膜上の像がぼやけており、その映像をキャッチしようと眼球が伸びて近視が進むので、困っていなくても遠近両用の眼鏡を早めにかけたほうが良いと指導する。

4．コンタクトレンズ

眼鏡に比べて周辺部の像のたわみが少なく眼球が伸びにくいということで、従来お勧めの開始時期は高校生からだったが、現在は中学1年生に早めた。眼球の伸びによるマイナス点を考えて、進行の早い子供によっては小学校低学年から始めている。

コンタクトレンズは「紫外線カット＝バイオレット光カット」となっている現時点では、日頃はバイオレット光も紫外線も通す遠近両用を装用する。野球、サッカーなど長時間外にいるときは紫外線カットありのワンデーレンズの併用をすることもある。バイオレット光を通し、紫外線はカットする遠近両用のコンタクトレンズの発売が待たれる。

オルソケラトロジーに関しては、小学校低学年で日中のコンタクトレンズ装用は難しく、近視の進行が早い希望者（親が強く望むケース）を信頼できる他施設に紹介している。

いずれも子供一人ひとりに適応が違ってくるのはいうまでもない。

近視の進行具合、衛生観念の程度、経済状態などを加味して、決定している。

5．バイオレット光

学校ではなるべく窓際の席を選び、窓ガラスを開けられるときは開け、休み時間は外で遊ぶか、開け放った窓から外を見ていると良い。家庭でも明るいときはベランダや庭で過ごす。バイオレット光を通さない眼鏡の子は裸眼視力によっては屋外では外すように指導する。

当院に通う患者のなかではバイオレット光を通す窓ガラスに替えた家庭も出てきている。

屋内でも浴びられるようバイオレット光が出る光源の普及が望ましい。

6. ケラセチン

ケラセチンを含むサフラン、クチナシなどの食品の説明をし、サプリメントで補えることを伝える。

7. 低濃度アトロピン点眼薬

筆者は無菌室のある薬局に調合を依頼し、数年前に0.01％から始め、現在0.025％と0.01％の2種を用意している。濃度は濃いほうが効くが、散瞳という副作用を考慮しつつたどり着いた濃度である。今のところ効果の差（0.01％：−0.59±0.61Dと0.025％：−0.46±0.45D）を知らせているためか、全員0.025％となっている。

製品が出て喜ばしかったが、費用が調合品と比べ約8倍のため、当院では導入を見合わせている。安価な製品が出ることを期待している。

8. 通電治療

「近くを見るときには、毛様体筋が収縮し水晶体を厚くする、これが長く続くと、筋肉が凝ってしまい、いざ遠くを見るときに水晶体を薄くできなくなる、これが調節緊張であり、この段階なら治せる」「眼を休めるだけでも、夜のミドリン点眼やストレッチでも治ることがあるが、強力で安全ですぐ結果の出る方法として通電治療がある」と説明する。

希望者にはまず1回無料で試している。眼周囲に微弱電流を約5分流す方法である。急激に良くなる人もいるが、初めは弱いのでパワーを上げていって次第に効くようになる人が多い。しかし、全く効かない人もいる。

調節緊張があるかないかをはっきりさせたい場合、高濃度のアトロピンを試せるが（筆者なら試すが）、1〜2週間散瞳したままという副作用を話すと希望者は極めてまれとなる（この30数年で5人程度）。3歳児に対し弱視の疑いで0.5％アトロピンによる調節麻痺下屈折検査を行った例で裸眼・矯正視力ともに上がり、調節緊張であったケースを時々経験する。通電治療の調節痙攣の改善効果は高濃度アトロピンには劣ると思うが、直後に結果が出るうえ、副作用はほとんどないので検査としてだけでなく末長く治療として使える。

通電治療の決まりは定めていないが、初めの1か月は週1〜2回、その後は月1回を理想とし、その後眼鏡が合っているかどうかの確認ついでに、長期休暇中に来院するのを基本とし、過剰に近くを見続けた時、眼鏡で急に見づらくなった時に追加で来院することを勧めている。当院は自費で1回1000円としている。

全国約30か所の施設にはレンタルの形をとり、患者からの費用などはそれぞれに任せている。眼精疲労やレーシック術後の戻りなど、主に成人に対して行っている施設も少なくない。

できれば通電治療をしなくても大丈夫な生活が望ましく、決して依存せず、できれば遠近両用の眼鏡をかけはじめてから、のんびりとやって欲しいと筆者は考えている。

最初に調節緊張分として裸眼視力がポンと上がるが、眼軸が既に伸びはじめているケースは、しだいに裸眼視力が下がっていく。いったん上がった経験から、通電治療だけで治そうとする人がいる。眼鏡を最初からかけていたら、もっと保てたのにと残念な思いをすること

がある。しかし、眼鏡は自費で高額なのであまり強くは勧められないのが実情である。

9. その他

既に眼球が伸びている近視を証明できるものとして、完全調節麻痺下の屈折検査のほか、眼軸長測定、眼底写真などがあるが、当院では希望者や視神経の形状が心配なタイプ、緑内障の家族歴がある人に眼底写真撮影と視野検査を行い、不良例は関連病院でOCTを含め、指導を仰ぐ。現在は大丈夫でも今後の人生において1〜2年に1回は将来どこに住んでいても眼科で検査を受けるよう指導している。

おわりに

弱視・斜視の方にゆっくり説明できる環境をと思って開業したが、近視に悩む人は多く、また付き添いも多く、狭い待合室はすぐに溢れかえり、一般の大人の方は来院を避けるようになった。一人に費やす時間は長く、スタッフは多く必要で、保険の点数は低く、経営上はとても厳しい。

しかしながら、振り返れば恩師である順天堂大学の中島 章教授の「予防が一番」の言葉にはわずかながら応えられたかと思う。予防は患者から直接感謝されることは少ないが、グラフを作成したことにより、成人になってから、こんなに進行が遅くできたと示せるようになり、親も本人も達成感を味わえるようになった。

近視に対する関心が高まり、エビデンスが示され、臨床に応用できる方法が年々加わり素晴らしい時代になってきた。

啓蒙書[3]を書いたこともあるが、この数年の進歩には隔世の感を禁じ得ない。個人では目の前に座った人しか救えない。先導する先生方には最新の正しい情報を人々に伝えて欲しいと願っている。

近視進行抑制指導のスタンダードが出来れば、多くの人々の近視の予防ならびに進行の抑制が可能になり、失明の危険がある大病にかからなくてすむ。このことは国家的な医療費削減につながるだけでなく、個人の幸福をもたらすと信じている。

文献

1) 脇田まり子ほか：3歳児健康診査の経験（第1報）．眼科臨床医報 83：109〜15，1989
2) 石川まり子：近視にならない 近視を進ませない 目を疲れさせない方法教えます 第5版．1〜50，株式会社ドクターカリス，東京，2013
3) 石川まり子：5分間で視力は回復する．現代書林，東京，2010

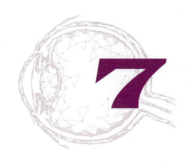

7 これからの近視抑制研究の方向性

慶應義塾大学医学部眼科学教室
光生物学研究室
栗原　俊英 Toshihide Kurihara

重要なポイント

 アトロピン点眼、オルソケラトロジー、累進多焦点・二重焦点レンズ、屋外活動などにこれまで近視進行抑制効果が確認されている。

 強度近視に対する治療法の確立が急務である。

 バイオレット仮説などに基づいた新しい治療法開発が期待される。

I. 確立されつつある近視進行抑制療法

　本稿執筆時点で、ランダム化臨床試験により有効性が確認されている近視進行抑制方法には、アトロピン点眼、オルソケラトロジー、累進多焦点・二重焦点などの特殊レンズを用いた眼鏡・コンタクトレンズ、能動的な屋外活動などが挙げられる[1]。

　アトロピン点眼薬による近視進行抑制効果は古くから知られており、1920年代には早くもその報告がある[2]。1999年にシンガポールで開始されたATOM-1（Atropine for the Treatment of Childhood Myopia 1）では、屈折（透過球面値）で対照プラセボ点眼群と比較して、近視の進行が2年間で約77％抑制されるという結果で、アトロピン点眼薬による治療に注目が集まった[3]。副作用やリバウンドの少ない低濃度（0.01-0.05％）アトロピン点眼薬が主流となりつつある[4) 5)]。

　オルソケラトロジーは、眼鏡装用に対する比較で、2年間で46％[6]、5年間で30％[7]の近視進行抑制効果を示した。調節ラグを解消する目的で用いられる累進多焦点眼鏡は、米国マサチューセッツ州を中心に多施設で実施されたランダム化試験COMET（Correction of Myopia Evaluation Trial）において、単焦点眼鏡と比較して3年間で、屈折値で14％の進行抑制効果を示した[8]。日本国内で同様に実施された臨床試験でも18％の抑制効果が確認された[9]。これらはいずれも統計学的に有意な効果であったものの、介入による変化量が少なく臨床的な意義は大きくないと判断されている。一方、二重焦点レンズを用いた眼鏡やコンタ

クトレンズでは、それぞれ最大51%、72%と比較的大きな近視抑制効果を示し[10) 11)]、特殊レンズによる光学的な介入は現在も検討されている。

台湾で実施された屋外活動に関する介入研究によると、休み時間に屋外活動をさせた学校では、1年間の近視進行が34%減少した[12)]。さらに中国で実施された研究では、平日学校で毎日40分の屋外活動を加えることで、近視進行が10%減少することが報告された[13)]。屋外活動による近視進行抑制効果は、薬剤や光学的なアプローチと比較すると必ずしも大きくはないが、他の治療法との組み合わせによる相乗効果に期待したい。

II. 強度近視に対する治療

近視治療における大きな課題は、既に存在する近視に対する治療方法の確立である。特に病的近視の発症により失明にもつながる強度近視への治療開発は急務である。病的近視の合併症には、近視性脈絡網膜萎縮、近視性視神経症、近視性牽引黄斑症に伴う網膜分離や黄斑円孔網膜剝離、近視性脈絡膜新生血管がある。このうち、黄斑円孔網膜剝離に対しては硝子体手術、近視性脈絡膜新生血管に対しては抗VEGF（血管内皮増殖因子）療法が適応となるが、視神経症や萎縮性病変に対しては確立された治療法がない。強度近視に対する近視進行予防法の中で近年注目されているのが、強膜クロスリンキング法である[14) 15)]。クロスリンキング法は従来、進行中の円錐角膜に対する治療として用いられている方法で、ビタミンB$_2$を点眼しながら365 nmの光を角膜へ照射することでコラーゲン線維を架橋（クロスリンキング）して角膜の剛性を高め、円錐角膜の進行を抑制する。さらに、強膜への線維芽細胞移植により組織剛性を高める方法が報告されている[16)]。

III. バイオレット仮説に基づく新しい近視抑制アプローチ

屋外活動による近視進行抑制効果の機序として、太陽光に含まれる可視光短波長成分であるバイオレットライト（バイオレット光）の重要性が明らかとなってきた[17) 18)]。バイオレットライトは屋外環境には豊富に含まれるが、白熱灯やLEDなど人工照明にはほとんど含まれておらず、現在使用されている窓ガラスや眼鏡レンズの多くは、バイオレットライトを通さない[18)]。したがってバイオレットライトの欠如が近年の急速な近視人口の増加に関わっている可能性が考えられる（バイオレット仮説）。バイオレットライトは網膜において近視進行抑制因子である*Egr1*（early growth response protein 1）遺伝子の発現を亢進させる。そこで、食物由来成分をスクリーニングしたところ、サフランやクチナシに多く含まれるクロセチンというカロテノイドが非常に強いEgr1活性化作用を持つことが明らかとなった。このクロセチンを実験近視モデルマウスへ投与したところ、眼軸長伸長および屈折近視化が抑制されることが確認され、バイオレット仮説に基づいた光を使わない治療法として注目されている[19)]。

おわりに

　近視進行抑制は、薬物、眼鏡、コンタクトレンズ、光環境により臨床的に有効な治療法として確立されつつある。さらにはこれらの組み合わせ、たとえばオルソケラトロジーと低濃度アトロピン点眼薬の組み合わせによる相乗効果が報告されている[20]。今後はバイオレット仮説に基づいた新しい治療法開発を含め、眼軸長短縮を目指した強度近視に対する治療法の確立が期待される。

文献

1) Huang J et al: Efficacy Comparison of 16 Interventions for Myopia Control in Children: A Network Meta-analysis. Ophthalmology 123: 697-708, 2016

2) Gimbel HV: The control of myopia with atropine. Can J Ophthalmol 8: 527-32, 1973

3) Chua WH et al: Atropine for the treatment of childhood myopia. Ophthalmology 113: 2285-91, 2006

4) Wu PC et al: Update in myopia and treatment strategy of atropine use in myopia control. Eye（Lond）33: 3-13, 2019

5) Yam JC et al: Low-Concentration Atropine for Myopia Progression（LAMP）Study: A Randomized, Double-Blinded, Placebo-Controlled Trial of 0.05%, 0.025%, and 0.01% Atropine Eye Drops in Myopia Control. Ophthalmology 126: 113-24, 2019

6) Cho P et al: The longitudinal orthokeratology research in children（LORIC）in Hong Kong: a pilot study on refractive changes and myopic control. Curr Eye Res 30: 71-80, 2005

7) Hiraoka T et al: Long-term effect of overnight orthokeratology on axial length elongation in childhood myopia: a 5-year follow-up study. Invest Ophthalmol Vis Sci 53: 3913-9, 2012

8) Gwiazda J et al: A randomized clinical trial of progressive addition lenses versus single vision lenses on the progression of myopia in children. Invest Ophthalmol Vis Sci 44: 1492-500. 2003

9) Hasebe S et al: Effect of progressive addition lenses on myopia progression in Japanese children: a prospective, randomized, double-masked, crossover trial. Invest Ophthalmol Vis Sci 49: 2781-9, 2008

10) Cheng D et al: Effect of bifocal and prismatic bifocal spectacles on myopia progression in children: three-year results of a randomized clinical trial. JAMA Ophthalmol 132: 258-64, 2014

11) Aller TA et al: Myopia Control with Bifocal Contact Lenses: A Randomized Clinical Trial. Optom Vis Sci 93: 344-52, 2016

12) Wu PC et al: Outdoor activity during class recess reduces myopia onset and progression in school children. Ophthalmology 120: 1080-5, 2013

13) He M et al: Effect of Time Spent Outdoors at School on the Development of Myopia Among Children in China: A Randomized Clinical Trial. JAMA 314: 1142-8, 2015

14) Lin X et al: Scleral Cross-Linking Using Glyceraldehyde for the Prevention of Axial Elongation in the Rabbit: Blocked Axial Elongation and Altered Scleral Microstructure Scleral Cross-Linking Using Glyceraldehyde. Curr Eye Res 2018 Sep 17: 1-10, doi: 10.1080/02713683.2018.1522647［Epub ahead of print］

15) Zyablitskaya M et al: Second Harmonic Generation Signals in Rabbit Sclera As a Tool for Evaluation of Therapeutic Tissue Cross-linking（TXL）for Myopia. J Vis Exp 2018 Jan 6;（131）: doi: 10.3791/56385

16) Shinohara K et al: Establishment of novel therapy to reduce progression of myopia in rats with experimental myopia by fibroblast transplantation on sclera. J Tissue Eng Regen Med 12: e451-e61, 2018

17) Torii H et al: Violet Light Transmission is Related to Myopia Progression in Adult High Myopia. Sci Rep 7: 14523, 2017

18) Torii H et al: Violet Light Exposure Can Be a Preventive Strategy Against Myopia Progression. EBioMedicine 15: 210-9, 2017

19) Mori K et al: Oral crocetin administration suppressed refractive shift and axial elongation in a murine model of lens-induced myopia. Sci Rep 9: 295, 2019

20) Kinoshita N et al: Additive effects of orthokeratology and atropine 0.01％ ophthalmic solution in slowing axial elongation in children with myopia: first year results. Jpn J Ophthalmol 62: 544-53, 2018

8 近視外来の進め方

慶應義塾大学医学部眼科学教室
鳥居　秀成 Hidemasa Torii

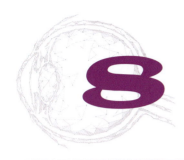

重要なポイント

 これまで学童近視に対する眼科診療では、学校眼科健診で裸眼視力や眼鏡等装用下での矯正視力低下を指摘され眼科を受診した学童に対し、眼鏡やコンタクトレンズを処方することがメインであり、有効な近視進行抑制法が普及していなかったこともあり近視進行抑制にはあまり重点が置かれてこなかった。

 一方、近視の子をもつ保護者・本人のニーズとしては、近視進行抑制治療の希望が強く、可能であれば近視から正視に戻したいという要望も強い。このように患者側と医療者側で考え方が異なり、社会のアンメットニーズに応える必要があった。

 近年の世界的な近視人口の増加、強度近視からの失明を防ぐために、強度近視に至らないようにすることが重要であるという認識は徐々に眼科医の間に広まりつつある。

 近視の原因が解明されてはいないため完全に進行を停止させることは現段階では不可能であるが、いくつかの有用な近視進行抑制方法が見つかりつつある。しかし、これらの内容を把握し、外来の限られた時間内にすべてを患者に伝えることは非常に難しい。

 完全矯正眼鏡が低矯正眼鏡よりも近視進行抑制効果があると現時点ではいわれており、過矯正も防ぐ必要から調節麻痺を行って眼鏡やコンタクトレンズを処方する必要がある。

 近視矯正としてだけではなく近年はむしろ近視進行抑制法として脚光を浴びているオルソケラトロジーを処方する際には、オルソケラトロジー専任の検査員がいることが望ましく、患者数にもよるがその検査員は他の業務も一緒にこなすことは難しい。

 上記のようなバックグラウンドから、専門外来としての近視外来のニーズが高まってきている。成人以後の強度近視に合併する疾患は以前よりそれぞれの専門外来で治療を行ってきているため、本項では学童近視の近視外来にターゲットを絞り解説する。

I. これまでのわが国での近視進行抑制治療

　近視進行抑制治療に関し、正直なところ少し前まで日本は世界から遅れている印象があった。それは 2010 年に筆者らが行ったわが国の眼科医に対するアンケート調査[1] で、近視進行抑制治療として行っていたのはほとんどがトロピカミド（ミドリン®M）点眼であり、トロピカミド点眼液を使用している割合は小学校低学年では 64％、小学校中学年では 62％、小学生高学年では 52％を占めており、当時海外で主流になりつつあったアトロピン点眼を処方していると回答した医師は 1％にも満たなかったのである。トロピカミド点眼液は、調節が近視進行の原因であるとの考えに基づき 1960 年以後にさまざまな研究が行われたが、対照を置かないなど研究デザインに問題があることが多く近視進行抑制に関するエビデンスに乏しいとされている[2]。

　その後，近視進行抑制に関し、世界に向けた日本発の素晴らしい研究成果が続々と発表される。各論は各項に記載のとおりだが、オルソケラトロジー[3]、軸外収差抑制眼鏡[4] [5]、軸外収差抑制コンタクトレンズ[6]、オルソケラトロジーとアトロピン点眼の併用[7]、そして我々の violet 光の発見[8] [9]、等が代表的な報告である。軸外収差抑制眼鏡のように世界では効く可能性[10] が示されていても日本人には効果がない[5]、などのこともあり、また逆も然りである。そこで効果判定の際には世界での潮流はもちろんのこと、地域差や人種差も考慮すると良いと思われる。

II. 近視進行抑制のアンメットニーズと強度近視

　毎年春が過ぎると学校眼科健診で裸眼視力や眼鏡等装用下での矯正視力低下を指摘された生徒・保護者が眼科を受診するようになる。眼科外来では、眼科医側は眼鏡やコンタクトレンズを処方して矯正視力を出すようにすることがメインであり、近視進行抑制治療に関してはあまり積極的に行ってこなかったのではないかと思われる。一方、生徒・保護者は眼鏡やコンタクトレンズの装用はできるだけ避けたいと思っていることがほとんどであり、近視進行抑制治療の希望が強く、可能であれば近視から正視に戻して欲しいという要望もある。これはまさしくアンメットニーズである。このようにこれまで学童近視に対する眼科診療では、近視進行抑制にはあまり重点が置かれてこなかった。

　厚生労働省研究班によって行われた視覚障害原因の疫学調査（厚労省平成 17 年度研究報告書）によると失明者（視覚障害 1 級）の原因疾患は、緑内障 25.5％、糖尿病網膜症 21.0％、網膜色素変性症 8.8％、強度近視 6.5％という結果であり、強度近視が失明原因疾患の第 4 位であった。また多治見スタディでも、WHO の定義による失明（矯正視力＜0.05）の原因疾患として、強度近視は約 2 割を占め、第 1 位の失明原因であった[11]。近年の世界的な近視人口の増加、強度近視人口の増加[12] が危惧されており、強度近視に至らないようにすることには異論はないと思われる。さらに、強度近視への移行を防ぐには小さい頃からの

外来で役立つ近視の知識 **3**

介入が重要である可能性も示され[13]、幼少期からの近視進行抑制が重要である可能性もわかってきた。そこで眼科医・医療者側がそのような取り組みを本格化することは、社会のアンメットニーズに応えるだけでなく、将来の強度近視への移行を防ぎ、さまざまな眼合併症の発症も防ぎ、医療費を抑制し得る可能性まで秘めているのである。

III. 近視外来の重要性と専門外来としての立ち上げ

　強度近視への進行抑制のため幼少期からの近視進行抑制の重要性が示されたこと、また学校眼科健診で要眼科受診と言われたこと、などから近視に関する眼科受診者のほとんどは児童・生徒とその保護者のペアである。近視進行抑制治療は黎明期ではあるものの、複数の有用な方法や可能性があることからそのすべてを親子1組ずつに説明するには一般外来の最中には非常に難しい。さらに、黒板を見えるようにしてあげることなどの近視矯正治療も同時に進めていく必要がある。完全矯正眼鏡が低矯正眼鏡よりも近視進行抑制効果があると現時点ではいわれており、過矯正も防ぐ必要から調節麻痺を行って眼鏡やコンタクトレンズを処方する必要がある。調節麻痺には最低でも30〜60分はかかるため、それにも時間を要してしまう。さらに近視矯正としてだけではなく近年はむしろ近視進行抑制法として脚光を浴びているオルソケラトロジーを扱う際には、検査だけでも時間がかかるうえにケアや装着などにも時間を割く必要があり、オルソケラトロジーに関しつきっきりになれる専任の検査員がいることが望ましい。というのも，患者数にもよるがオルソケラトロジーを扱う検査員は他の業務も同時にこなすことが難しくなるからである。現時点では近視に焦点を絞り近視外来を専門外来として行っているところはまれだと思われるが、このようなバックグラウンドから、専門外来としての近視外来のニーズが高まってきている。そのひとつの表れとして、近視外来を開設したばかりではあるものの全国各地から飛行機や新幹線で私の近視外来を受診してくださる方が増えてきているのである。

　私が坪田教授より専門外来としての近視外来開設についてお話をいただくまで、私自身も大学病院において近視専門外来を作っていただけるとは夢にも思わなかった。上述のようにオルソケラトロジー実施の際の人手的な部分などもあり、すべての治療を大学病院で0から開始するのは難しいため、まずはエビデンスのある治療をしっかりと行い実績を積み上げていくと同時に、強度近視に関する合併症をいち早く見つけ早い段階から治療を開始していくことを当面の目標にしている。その後、各種委員会の承認を得て検査員の慣れなどもみていきながらマンパワー的に問題がないことを確認し、少しずつ新規治療などを開始していきたい。

IV. 近視外来の実際の症例

　近視外来を実際に開設してみると実にさまざまな症例が来院され、軽度近視のみを持つ

8. 近視外来の進め方　163

表 1　強度近視をきたし得る先天性疾患など

近視外来を行っている際に気に留めておくべき疾患

疾患名	遺伝子形式・特徴など	眼所見
Ehlers-Danlos syndrome	フィブリル形成コラーゲン遺伝子やそれらの修飾酵素の遺伝子異常および発現異常など。常染色体優性、性染色体遺伝など	眼症状を伴うものはⅣ型のみ 強度近視、後部ぶどう腫、青色強膜、水晶体偏位、円錐角膜、網膜剥離、網膜色素線状など
Stickler syndrome	Ⅱ型コラーゲンの異常があり、関節や骨格の異常を伴う。常染色体優性・劣性両方あり	強度近視、硝子体変性など
Rubinstein-Taybi syndrome	CREBBP	強度近視、両眼隔離、内眼角逆蒙古性瞼裂、眼筋麻痺、眼球陥凹、白内障、虹彩欠損、視神経萎縮、緑内障、精神遅滞
高オルニチン血症	オルニチン分解酵素遺伝子の点突然変異。常染色体劣性	強度近視、脳回状脈絡網膜萎縮、夜盲、後嚢下白内障
Marfan syndrome	FBN1 常染色体優性	眼所見を含む特徴的な症候は主に 1 型で、2 型では眼異常所見自体がまれ 強度近視、水晶体偏位、球状水晶体、網膜剥離、青色強膜
Marchesani syndrome	常染色体優性	強度近視、水晶体偏位、球状水晶体、緑内障
ホモシスチン尿症	先天性のアミノ酸代謝異常症、常染色体劣性遺伝	強度近視、水晶体偏位、白内障、緑内障
網膜有髄神経線維	原因不明、散発例	広範囲に存在するものには、強度近視、弱視、斜視
先天停在性夜盲	常染色体劣性と X 染色体遺伝	夜盲・中〜強度近視（完全型）、矯正視力の不良、非進行性。不全型は夜盲症状はほとんどなし

先天停在性夜盲（広義）の分類：小口病、白点状眼底、完全型（CSNB1）、不全型（CSNB2）（狭義の先天停在性夜盲は完全型と不全型のみ）

児童の受診は実はまれである。近視外来受診者は主に下記の 3 つに大別される。数でみると 1 が多く、強度近視で困っている症例が多く受診するため、表 1 に記載したような疾患を持つ症例もしばしば来院される。

1. 既に強度近視まで進んでいる場合

受診時に既に強度近視（等価球面値が−6.00D かそれを超えるもの、または眼軸長 26.0 mm 以上）に至っている症例が多く来院される。ただ受診時に強度近視に至っていない場合でも幼少期に近視が進んでしまっている症例も受診され、4 歳で両眼とも−4D を超え眼軸長も 24.0 mm を超えるような近視になってしまっている児童も通院している。直近 1 か月間での眼軸長の伸長は 0.2 mm を超えており、このペースでは 1 年後には眼軸長が 26.0 mm を超えるような強度近視になっている可能性があり、1 日でも早く幼児期から可能で安全かつ有効な近視進行抑制法の確立をしていきたい。

2. 弱視を合併している場合

片眼が−10D を超えているような不同視弱視の児童、両眼の屈折異常弱視になっている児童、円錐角膜ではないが乱視が強く経線弱視を合併している児童、などが通院されている。

3. 先天疾患を合併している場合

Marfan 症候群に球状水晶体を合併し、−20D を超える強度近視になっている児童（図 1）、

164　8. 近視外来の進め方

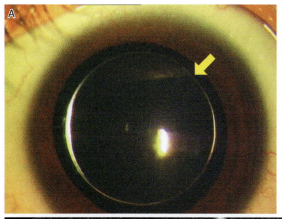
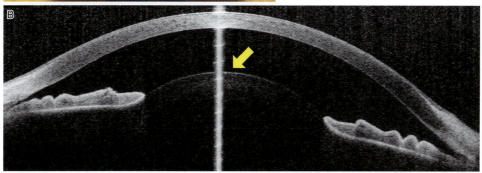

図1　Marfan症候群に強度近視と球状水晶体を合併した強度近視の1例

8歳男児。初診時視力は以下のとおりであり、-20.00Dという強度近視による屈折異常弱視を認めた。
右視力 0.04（0.15×-20.00D）
左視力 0.05（0.1×-20.00D）
僧帽弁閉鎖不全症、睡眠時無呼吸症候群、側弯症を合併している。両眼球状水晶体を認め（A矢印）、水晶体が前方に膨隆しており（B矢印）、前房深度は浅い。両眼とも phacodonesis を認める。両眼視機能は無し。角膜厚は両眼とも 420 μm 程度であった。角膜はフラットであり、角膜屈折値（オートケラトメータ）は、右 Ks 41.50D 115°、Kf 40.00D 25°、左 Ks 40.75D 47°、Kf 39.75D 137°、眼軸長は右 24.67 mm、左 24.48 mm であり、8歳にしては眼軸長が長いが、-20Dという強度近視の原因としては球状水晶体が主であると思われた。前房深度（IOLMaster）は右 2.61 mm、左 2.06 mm、角膜内皮細胞密度は右 2,896 cells/mm^2、左 2,857 cells/mm^2 であった。ご本人・ご家族とも保存的治療を選択された。家庭の事情や学校等の周囲の環境のためコンタクトレンズではなく眼鏡による屈折矯正を初診時より開始した。その後徐々に治療に反応し、1年後には以下の視力が出た。
右視力（0.5×-19.00D ◯ cyl-2.00D Ax120°）
左視力（0.7×-20.00D ◯ cyl-2.00D Ax120°）

先天停在性夜盲を合併している児童、などが通院されている。

V. 近視外来の進め方─問診・検査─

　上記のような症例が来院されることを念頭に置き、合併しやすい疾患を除外したりするなど、検査等を効率的に進めていくことが重要である。
　近視発症・進行には環境因子と遺伝因子の両方が関係しているといわれている。そこで、

両親の近視の有無、環境因子としての屋外活動時間・近業時間・読書距離等を問診によって聴取し、改善できる部分はその時点で生徒・保護者の両者に伝える。また問診では、我々が報告したviolet光仮説[8) 9)]の観点から、単に屋外活動ではなく太陽光を直接浴びている時間を聴取するようにしている。

検査は、屈折・視力だけでなく、乱視が強い症例には円錐角膜がないかどうかを角膜トポグラフィー等を用いてチェックする。また眼軸長測定は必須であり、初診の場合には眼軸長の概念をお伝えし、再診の場合には前回受診からどのくらい伸びたか、平均はどのくらいか、などをお伝えしている。強度近視では緑内障との合併に注意が必要であり、視神経乳頭の形状などから緑内障を疑う場合には網膜光干渉断層計（OCT）や視野検査等も実施している。

また正確な屈折値の評価、眼鏡処方のためには調節麻痺薬は特に幼少時には必要である。眼鏡処方時、近視進行抑制の視点から完全矯正が良いのか低矯正が良いのかについて、コクランレビュー[14)]によると、低矯正眼鏡を処方する、もしくは軽度近視を眼鏡矯正せずに経過をみることに近視進行抑制効果は期待できないとのことであり、さらに完全矯正眼鏡と低矯正眼鏡装用に関しては低矯正眼鏡のほうが0.15D/年近視化することが報告されており、完全矯正眼鏡のほうが近視が進行しないと考えられている。眼鏡処方の際の日本の眼科医の傾向として、小学生低学年まではシクロペントラート（サイプレジン®）点眼後に屈折検査を行う割合が高く、高学年になるとトロピカミド点眼が増え、中学生になると調節麻痺薬の点眼を行わない場合が多数を占めていたが[1)]、アトロピン、シクロペントラート、トロピカミド・フェニレフリン合剤（ミドリン®P）等を近視の程度や点眼時の刺激性、作用時間など症例に応じて適宜使いわけ、完全矯正眼鏡を処方するのが近視進行抑制の観点から良いと思われる。

VI. 近視外来の進め方─治療法─

近視進行抑制方法はすべて挙げると図2のように多岐にわたるが、外来の限られた時間内で簡潔に説明するため、下記内容とそのメリット・デメリットを伝えたうえで、患者本人・ご家族に選んでいただいている。導入が容易な順に下記内容を挙げた[15)]。

1. 日中の屋外活動を増やす方法

屋外活動が近視進行を抑制することがこれまで多くの疫学研究・介入研究から指摘されてきており[16)～24)]、近年近視進行抑制に屋外活動の効果が注目されている。その屋外活動を構成する因子には、ビタミンD[25)～27)]・光環境[28) 29)]などの因子が考えられており、そのうち何が効いているのか、また、そのメカニズムはわかっていなかった。また屋外活動というと身体活動量や運動量も想起されるが、運動量と近視には明確な関係性がない可能性が指摘されてきており[20) 30)]、さらに最近の研究によりビタミンDよりも光環境自体が重要である可能性が示唆されてきている[31) 32)]。以上より、近視進行を抑制する屋外活動を構成する因子

		近視進行抑制効果			
		無	弱	中	強
	濃度・略語等	R：≦0D/yr AL：≧0 mm/yr	R：0 to 0.25D/yr AL：0 to −0.09 mm/yr	R：0.25 to 0.50D/yr AL：−0.09 to −0.18 mm/yr	R：≧0.50D/yr AL：≦−0.18 mm/yr
アトロピン	Atr H 高濃度 (1% or 0.5%)				R： 0.68 (0.52〜0.84)
					AL：−0.21 (−0.28 to −0.16)
	Atr M 中濃度 (0.1%)				R： 0.53 (0.28〜0.77)
					AL：−0.21 (−0.32 to −0.12)
	Atr L 低濃度 (0.01%)			AL：−0.15 (−0.25 to −0.05)	R： 0.53 (−0.20〜0.85)
ピレンゼピン	Pir		AL：−0.09 (−0.17 to −0.01)	R： 0.29 (0.05〜0.52)	
軸外収差抑制コンタクトレンズ	PDMCLs		R： 0.21 (−0.07 to 0.48)	AL：−0.11 (−0.20 to −0.03)	
オルソケラトロジー	OK			AL：−0.15 (−0.22 to −0.08)	
プリズム2重焦点眼鏡	PBSLs		AL：−0.08 (−0.16 to 0.00)	R： 0.25 (−0.03 to 0.54)	
シクロペントレート	Cyc			R： 0.33 (−0.02 to 0.67)	
累進多焦点眼鏡	PASLs		R： 0.14 (0.02〜0.26) AL：−0.04 (−0.09 to −0.01)		
2重焦点眼鏡	BSLs		R： 0.09 (−0.07 to 0.25) AL：−0.06 (−0.12 to 0.00)		
軸外収差抑制眼鏡	PDMSLs		R： 0.12 (−0.24 to 0.47) AL：−0.05 (−0.15 to 0.05)		
屋外活動	MOA		R： 0.14 (−0.17 to 0.46)		
ガス透過性ハードコンタクトレンズ	RGPCLs	AL： 0.02 (−0.05 to 0.10)	R： 0.04 (−0.21 to 0.29)		
チモロール(眼圧下降薬)	Tim	R：−0.02 (−0.31 to 0.27)			
ソフトコンタクトレンズ	SCLs	R：−0.09 (−0.29 to 0.10) AL： 0.01 (−0.06 to 0.07)			
低矯正単焦点眼鏡	USVSLs	R：−0.11 (−0.35 to 0.13) AL： 0.03 (−0.06 to 0.11)			

図2　近視進行抑制効果のオーバービュー（文献33をもとに作成）

効果が強い順に、
強：アトロピン
中：ピレンゼピン、軸外収差抑制コンタクトレンズ、オルソケラトロジー、プリズム2重焦点眼鏡、シクロペントレート
弱：累進多焦点眼鏡、2重焦点眼鏡、軸外収差抑制眼鏡、屋外活動
無：ガス透過性ハードコンタクトレンズ、眼圧下降薬、ソフトコンタクトレンズ、低矯正単焦点眼鏡
であることが報告されている。ただし、アトロピンやピレンゼピン、ソフトコンタクトレンズ、2重焦点・累進多焦点眼鏡などに関しては複数の結果があるが、軸外収差関連や屋外活動に関しては1スタディのみの結果であるため、効果については今後の追試方法により変わる可能性がある。
R：屈折値変化量
AL：眼軸長変化量

のうち、屋外の光環境が注目されている。その屋外光環境のうち、我々はviolet光が近視進行抑制に効いている可能性を報告[8) 9)]した。

　近年は異常気象が続くため特に夏場は熱中症、そして皮膚の紫外線対策も行いながら、1日2時間を目安[24)]に屋外で活動すると良い。ただ外来を行っていると、治安面、異常気象、高層ビルでの生活等、なかなか日中に屋外で遊べる環境がなくなっていることを実感する。1日2時間どころか0分という児童もいる。そのため屋外活動で有効であると考えられてい

8. 近視外来の進め方

る因子を同定し、屋外に行けない子供には屋内にいながらも屋外と似ている環境が得られるようにしてあげることも今後の対策のひとつになり得ると考えている。

ただし、近視進行抑制のために行う屋外活動時間・太陽光曝露時間の増加は、近視進行抑制や運動能力の向上という利点だけではなく、それに伴う白内障や翼状片など他の疾患リスク増加の可能性もある。そのため、年齢や近視の程度に応じて考え方を変えることが重要と思われる。つまり、子供の頃は近視進行抑制のために屋外活動を積極的に行い、近視の進行が一段落した年齢から白内障の増加などに注意し屋外活動時間を調整するとより良いのではないかと思われる。

2. アトロピンなどの点眼薬を用いる方法

アトロピン点眼薬は高濃度のものほど近視進行抑制効果が高い[33]が、点眼薬中止によるリバウンドが問題であり、現在では低濃度アトロピンがリバウンドも少なく有効であると考えられている[34]。0.01％アトロピン点眼薬の有効性については、現在日本で多施設共同の無作為化二重盲検プラセボ対照並行群間比較試験が進行中であり、その結果がまたれる。

3. 特殊なコンタクトレンズ（オルソケラトロジーも含む）や眼鏡を用いる方法

遠近両用・累進多焦点・軸外収差抑制眼鏡／コンタクトレンズなどがあるが、いずれも0.20D/年程度の近視進行抑制効果とされている[14] [33]。軸外収差抑制眼鏡は既に記載したとおり少なくとも日本人には効果がない可能性がある[5]。

オルソケラトロジーは屈折矯正法としてだけではなく、近年近視進行抑制・眼軸長伸長抑制効果が注目されており普及しだしている。0.1 mm/年程度の眼軸長伸長抑制効果があるといわれている[35]。難点は費用であり、自費診療となる。また、特に感染症には十分な注意・配慮が必要である。

その他、日常生活において注意すべき事項を近視研究会ホームページ（http://myopia.jp/）の「学童の近視進行予防7項目」にも挙げており以下に列挙する。とても重要なことであるが、ついうっかりすると忘れがちであるため、外来時に注意を促している。

【学童の近視進行予防7項目】
1　1日にできれば2時間は外で遊ぶようにしましょう。
2　学校の休み時間はできるだけ外で遊びましょう。
3　本は目から30 cm以上離して読みましょう。
4　読書は背筋を伸ばし、良い姿勢で読みましょう。左右どちらかが本に近い状態にならないよう、均等な距離になるようにして読みましょう。
5　読書・スマホ・ゲームなどの近業は1時間したら5分～10分程度は休み、できるだけ外の景色を見たり、外に出てリフレッシュしましょう。
6　規則正しい生活（早寝早起き）を心がけましょう。
7　定期的な眼科専門医の診察を受けましょう。

■おわりに

　このように近視外来は社会のアンメットニーズに応える形であり、需要が今後も増えることが予想される。強度近視に合併する眼疾患は多く、強度近視に至らないようにすることで将来の失明者を減少させることができればその意義は非常に大きい。現時点では伸びてしまった眼軸長を短くすることは保存的にはまずできないが、将来はそのような治療法が出てくる可能性があり、近視外来は大きな可能性を秘めた、夢と希望のある外来になっていくと思われる。

■文献

1) 鳥居秀成ほか：学校近視の現況に関する 2010 年度アンケート調査報告．日本の眼科 82: 531-41, 2011
2) 長谷部 聡：【眼科薬物治療 A to Z】One Point Advice　点眼による近視進行予防効果．眼科プラクティス 23: 289, 2008
3) Hiraoka T et al: Long-term effect of overnight orthokeratology on axial length elongation in childhood myopia: a 5-year follow-up study. Invest Ophthalmol Vis Sci 53: 3913-9, 2012
4) Hasebe S et al: Myopia control with positively aspherized progressive addition lenses: a 2-year, multicenter, randomized, controlled trial. Invest Ophthalmol Vis Sci 55: 7177-88, 2014
5) Kanda H et al: Effect of spectacle lenses designed to reduce relative peripheral hyperopia on myopia progression in Japanese children: a 2-year multicenter randomized controlled trial. Jpn J Ophthalmol 62: 537-43, 2018
6) Fujikado T et al: Effect of low-addition soft contact lenses with decentered optical design on myopia progression in children: a pilot study. Clin Ophthalmol 8: 1947-56, 2014
7) Kinoshita N et al: Additive effects of orthokeratology and atropine 0.01％ ophthalmic solution in slowing axial elongation in children with myopia: first year results. Jpn J Ophthalmol 62: 544-53, 2018
8) Torii H et al: Violet Light Transmission is Related to Myopia Progression in Adult High Myopia. Sci Rep 7: 14523, 2017
9) Torii H et al: Violet Light Exposure Can Be a Preventive Strategy Against Myopia Progression. EBioMedicine 15: 210-9, 2017
10) Sankaridurg PS et al: Spectacle lenses designed to reduce progression of myopia: 12-month results. Optom Vis Sci 87: 631-41, 2010
11) Iwase A et al: Prevalence and causes of low vision and blindness in a Japanese adult population: the Tajimi Study. Ophthalmology 113: 1354-62, 2006
12) Holden BA et al: Global Prevalence of Myopia and High Myopia and Temporal Trends from 2000 through 2050. Ophthalmology 123: 1036-42, 2016
13) Chua SY et al: Age of onset of myopia predicts risk of high myopia in later childhood in myopic Singapore children. Ophthalmic Physiol Opt 36: 388-94n . doi: 310.1111/opo.12305., 2016
14) Walline JJ et al: Interventions to slow progression of myopia in children. Cochrane Database Syst Rev 12: CD004916, 2011
15) 鳥居秀成，島崎 潤：近視抑制に効果がある治療法　屋外活動時間の確保，アトロピン等の点眼薬，特殊なコンタクトレンズや眼鏡を用いる．日本医事新報 4884: 60-1, 2017
16) He M et al: Effect of Time Spent Outdoors at School on the Development of Myopia Among Children in China: A Randomized Clinical Trial. JAMA 314: 1142-8, 2015
17) French AN et al: Time outdoors and the prevention of myopia. Exp Eye Res 114: 58-68, 2013
18) Sherwin JC et al: The association between time spent outdoors and myopia in children and adolescents: a systematic review and meta-analysis. Ophthalmology 119: 2141-51, 2012

19) Sherwin JC et al: The association between time spent outdoors and myopia using a novel biomarker of outdoor light exposure. Invest Ophthalmol Vis Sci 53: 4363-70, 2012

20) Guggenheim JA et al: Time outdoors and physical activity as predictors of incident myopia in childhood: a prospective cohort study. Invest Ophthalmol Vis Sci 53: 2856-65, 2012

21) Dirani M et al: Outdoor activity and myopia in Singapore teenage children. Br J Ophthalmol 93: 997-1000, 2009

22) Rose KA et al: Outdoor activity reduces the prevalence of myopia in children. Ophthalmology 115: 1279-85, 2008

23) Ip JM et al: Role of near work in myopia: findings in a sample of Australian school children. Invest Ophthalmol Vis Sci 49: 2903-10, 2008

24) Jones LA et al: Parental history of myopia, sports and outdoor activities, and future myopia. Invest Ophthalmol Vis Sci 48: 3524-32, 2007

25) Yazar S et al: Myopia is associated with lower vitamin D status in young adults. Invest Ophthalmol Vis Sci 55: 4552-9, 2014

26) Mutti DO: Vitamin D may reduce the prevalence of myopia in Korean adolescents. Invest Ophthalmol Vis Sci 55: 2048, 2014

27) Choi JA et al: Low serum 25-hydroxyvitamin D is associated with myopia in korean adolescents. Invest Ophthalmol Vis Sci 55: 2041-7, 2014

28) Cohen Y et al: Dependency between light intensity and refractive development under light-dark cycles. Exp Eye Res 92: 40-6, 2011

29) Karouta C, Ashby RS: Correlation between light levels and the development of deprivation myopia. Invest Ophthalmol Vis Sci 56: 299-309, 2015

30) Lundberg K et al: Physical activity and myopia in Danish children-The CHAMPS Eye Study. Acta Ophthalmol 96: 134-41, 2017

31) Williams KM et al: Association Between Myopia, Ultraviolet B Radiation Exposure, Serum Vitamin D Concentrations, and Genetic Polymorphisms in Vitamin D Metabolic Pathways in a Multicountry European Study. JAMA Ophthalmol 135: 47-53, doi: 10.1001/jamaophthalmol.2016.4752, 2017

32) Morgan IG, Rose KA: ALSPAC study does not support a role for vitamin D in the prevention of myopia. Invest Ophthalmol Vis Sci 55: 8559, 2014

33) Huang J et al: Efficacy Comparison of 16 Interventions for Myopia Control in Children: A Network Meta-analysis. Ophthalmology 123: 697-708, 2016

34) Chia A et al: Five-Year Clinical Trial on Atropine for the Treatment of Myopia 2: Myopia Control with Atropine 0.01％ Eyedrops. Ophthalmology 123: 391-9, 2016

35) Si JK et al: Orthokeratology for myopia control: a meta-analysis. Optom Vis Sci 92: 252-7, doi: 210.1097/OPX.0000000000000505, 2015

付　録

近視の定義

無調節の状態で眼に入る平行光線が網膜の前方で結像する眼の屈折状態。

視力障害を伴うものは疾患であり、進行抑制・治療の必要がある。

（近視研究会、2016 年）

近視の診断基準

近　視

等価球面値が − 0.5D かそれを超えるものを近視とする。

強度近視

等価球面値が − 6.0D かそれを超えるもの、または眼軸長 26.0 mm 以上を強度近視とする。

（近視研究会、2016 年）

おわりに

近視進行予防は時代のニーズ

Tideman らの大規模疫学研究によれば、−6D 以上の近視においては 75 歳以上の視力障害率はなんと 39％にも及ぶという。近年の近視人口の増加は歯止めがかからず、軽度・中等度の近視の増大よりもむしろ強度近視の増大が大きな問題となっており、このまま近視の予防が確立しなければ視覚障害の最も大きな原因は強度近視になることは間違いない。そこで近視の予防が急務となってきた。

まだまだ近視進行のメカニズムは不明なことも多く、認可された予防法がないのが現実である。しかしながら本教科書で詳しく解説したように、一部ではあるが近視の予防が期待できる方法が報告されてきている。近視予防のサイエンスが確立される時代の入り口ともいえるだろう。

屋外滞在時間を増やすことによる近視発症予防は確実な介入方法と考えられつつある。現実的には外遊びの空間が減少し、放課後も塾があって時間的にも制約があり難しくなっているが、できる限り外遊びを奨励することは大切なアプローチである。また屋外環境光のうちバイオレットライトを重要とするバイオレットライト仮説が正しければ、眼鏡や窓ガラスなどの光透過性について注意を払う必要が生じてくるだろう。この分野は世界的に研究が進みつつあり、今後の進展が注目されるところである。

低濃度アトロピンはシンガポールを中心に研究が進み、現在、台湾においては学童近視のかなりの患者がこれを用いているという。日本でも多施設前向き共同研究が行われており近々キーオープンされるので、その結果がまたれる。動物実験においても効果が確認されており、ひとつの予防法として確立していくものと期待される。

オルソケラトロジーはそのメカニズムについてはまだまだ議論はあるものの、効果についてはかなり期待されている。既に中国における子供のコンタクトレンズ市場では半数がオルソケラトロジーになりつつあるといわれ、近視進行予防法としても用いられている。日本でも臨床研究によってその効果が確認され、近視予防の一手段として期待が高まっている。

慶應義塾大学病院においても 2015 年より栗原俊英准教授と鳥居秀成助教によって近視外来がスタートしたが、患者のニーズがいかに高いかをひしひしと感じている。本州以外の遠方からもたくさんの患者が来院しており、少しでも子どもの近視を止めたいと願っている親の切実な思いが伺える。現在、治験が行われている低濃度アトロピンや、バイオレットライトばかりでなく、臨床研究によってオルソケラトロジーや LASIK、多焦点コンタクトレンズなどの近視抑制効果が確認されてくれば、さまざまな方法で近視の予防にアプローチできる時代がやってくる。完全に近視を予防することができなくとも、少しでも進行を抑制して強度近視になる子供たちを減らしていくことが我々眼科専門医の重要な仕事だと考えている。

2019 年 4 月吉日

坪田一男

索 引

あ行

アウトプット　116
アカゲザル　137
アセチルコリン　117
アトロピン　51, 118, 168
アトロピン点眼　158
アトロピンの問題点　54
アマクリン細胞　147
アメリカ白内障屈折矯正手術学会　45
アンメットニーズ　162
一塩基多型　108
遺伝　9
遺伝子　107
遺伝子改変技術　138
医療費削減　157
インプット　116
疫学調査　9
エキシマレーザー　95
遠近両用　155
遠視性焦点ボケ　63
遠視性デフォーカス　67, 87
横断研究　17
黄斑萎縮　5
屋外活動　17, 158, 166
屋外活動時間　27, 28, 29, 30, 31, 34
屋外環境　27, 37
オルソケラトロジー　58, 72, 158, 168

か行

概日周期　119
概日時計　142
概日リズム　142
角膜屈折矯正手術　95

可視光　37
環境　9
眼軸長　30, 32, 33, 34, 58, 107, 115, 150
眼軸長の伸長　96
眼軸長変化量　97
完全矯正　163
完全矯正眼鏡　83
機械的緊張理論　86
記述疫学　1
偽調節量　64
ギニアピッグ　136
球状水晶体　165
急速進行　63
強度近視　10, 60, 159, 162
強膜クロスリンキング　159
強膜リモデリング　118
局所性脈絡網膜萎縮　5
近業作業　28, 29
近見外斜位　82, 83
近見内斜位　78
近視　9, 107, 141, 149
近視外来　163
近視関連遺伝子　108
近視教育　30
近視原因遺伝子　109
近視研究会　168
近視人口急増　37
近視進行グラフ　151
近視進行抑制　39, 58, 75
近視進行抑制効果のオーバービュー　167
近視進行抑制指導　149
近視進行抑制治療　162
近視性黄斑症　5, 124

近視性牽引黄斑症　159
近視性軸外屈折　100
近視性視神経症　159
近視性デフォーカス　86
近視性脈絡膜新生血管　123, 159
近視性脈絡網膜萎縮　159
グルカゴン　117
クロセチン　159
形態覚遮断法　133
ゲーム機　154
血清ビタミン D 濃度　29, 34
ゲノムワイド関連解析　108
光学的治療　75
高次収差　64
後部ぶどう腫　7, 124
光量　29, 34
国際重症度分類　7
コホート研究　17
混合効果モデル　72
コンタクトレンズ　155

さ行

サーカディアンクロック　142
サーカディアンリズム　142
ジオプトリー　153
紫外線　37
視覚応答　145
視覚障害　9
視覚障害原因　162
軸外収差　76, 117
軸外収差低減 SCL　87
軸外収差低減眼鏡　67, 76
軸外収差理論　63, 70, 86
紫色光　134
失明　9

弱視　164
縦断研究　17
周辺加入度タイプ　87
焦点深度　64, 89
照明　153
症例対照研究　17
神経伝達物質　141
スマホ　154
正視化現象　67, 115
線維芽細胞移植　159
先天停在性夜盲　164
増加率　10
双生児研究　60
相対的周辺部屈折値　87

た行

体内時計　141
体内リズム　141
太陽光　37, 166
多治見スタディ　4
多焦点ソフトコンタクトレンズ　72
多焦点眼鏡　75
調節緊張　149, 150
調節性輻湊　79, 80
調節付加　86
調節麻痺　163
調節ラグ　76, 117
調節ラグ理論　86
通電治療　156
ツパイ　136
低加入度タイプ　89
低矯正　163
低矯正眼鏡　83
低酸素誘導因子　136
低濃度アトロピン　55, 91

低濃度アトロピン点眼　65
低濃度アトロピン点眼薬　156
テクノストレス眼症　55
デジタル端末　79
動物モデル　133
特殊眼鏡　81
特殊レンズ　158
読書　153
ドパミン　117, 134, 146

な行

二重焦点　158
二重焦点 SCL　89
二重焦点プリズム眼鏡　76, 79
二重焦点眼鏡　76
二重焦点レンズ　78
日常生活指導　153

は行

バイオレット仮説　159
バイオレット光　155
バイオレットライト　37
パソコン　154
ヒアルロン酸合成酵素　118
光環境　37, 119
光感受性網膜神経節細胞　145
光の照度　29, 34
非共軸光学系　92
久山町スタディ　4
非視覚応答　145
びまん性脈絡網膜萎縮　5
病的近視　10, 121, 159
病的近視に対するメディカル治療　127
病的近視の手術治療　128
病的近視の分類　123

病的近視の予防　125
ヒヨコ　133
ピレンゼピン　118
プリズム　79
併用療法　65
ぼけ画像　117

ま行

マーモセット　133
マウス　133
マトリクスメタロプロテアーゼ　118
ミレニアル世代　96
ムスカリン受容体　51
眼鏡　75, 155
メタ解析　10, 59
メラノプシン　141
メラノプシン発現網膜神経節細胞　142
網膜　144

や行

有水晶体眼内レンズ　38
融像性輻湊　80
有病率　1, 10

ら行

裸眼視力　152
ラッカークラック　5
ランダム化比較試験　17, 59
リバウンド　65
両眼開放オートレフケラトメーター　100
累進屈折力レンズ　76
累進多焦点　158
累進多焦点 SCL　87
累進多焦点眼鏡　69, 76
レチノイン酸　117

レンズ誘導法　133
レンズ誘発性近視　68

欧文

AC/A 比　78
ARTIFLEX®　38
ARTISAN®　38
ASCRS　45
ATOM-1　51, 158
ATOM-2　52
ATOM-J　55
atropine　51
bifocal lens　78
CE マーク　91
circadian clock　142
circadian rhythm　142
COMET　158
Consortium for Refractive Error and Myopia（CREAM）　108
Correction of Myopia Evaluation Trial（COMET）　77
DIMS（Defocus Incorporated Multiple Segments）　92
early growth response 1（*EGR1*［ZENK, zif268］）　39
EDOF タイプ　89
EGR1　135, 117, 159
Extended Depth of Focus タイプ　89
intrinsically photosensitive RGC　145

iPad　154
ipRGC　145
Japan Eye Genetics Consortium　109
lacquer cracks　5
LASIK　95
lens-induced myopia　68, 75
LIM　75
Lrp2 欠損　135
Marfan 症候群　165
melanopsin-expressing retinal ganglion cells　142
mRGCs　142
nob マウス　135
non-coaxial optics　92
Orinda Study　27, 30
PAL　76
progressive addition lens　76
Singapore Cohort Study　27, 30
Sydney Myopia Study　28, 30
Toates の仮説　55
tonic accommodation　77
UV カット　37
VDT 作業　55
VEGF　118, 159
violet light　134
violet 光　37, 100, 134
violet 光の安全性　42
VL　134

診療で役立つ！
近視進行予防のサイエンス
定価（本体 8,500 円＋税）

2019 年 4 月 20 日　第 1 版第 1 刷発行

編　者　坪田　一男
つぼた　かずお

発行者　福村　直樹

発行所　金原出版株式会社
〒 113-0034 東京都文京区湯島 2-31-14
電話　編集（03）3811-7162
　　　営業（03）3811-7184
FAX　　　（03）3813-0288
振替口座　00120-4-151494
http://www.kanehara-shuppan.co.jp/

©坪田一男，2019

検印省略

Printed in Japan

ISBN 978-4-307-35171-3

印刷・製本／横山印刷㈱
デザイン／㈱ティーエム企画

JCOPY ＜出版者著作権管理機構 委託出版物＞
本書の無断複製は著作権法上での例外を除き禁じられています。複製される場合は，
そのつど事前に，出版者著作権管理機構（電話 03-5244-5088，FAX 03-5244-5089，
e-mail：info@jcopy.or.jp）の許諾を得てください。

小社は捺印または貼付紙をもって定価を変更致しません。
乱丁，落丁のものは小社またはお買い上げ書店にてお取り替え致します。